U0642503

全国药学、中药学类专业实验实训"十三五"规划教材

总主编 张大方 朱俊义 张立祥 方成武 张震云 张彦文 马波

YAOPIN FENXI JIANYAN SHIYAN CAOZUO JISHU

药品分析检验实验操作技术

徐 晶 谭洪臣 杜学勤◎主编

北京科学技术出版社

图书在版编目（CIP）数据

药品分析检验实验操作技术 / 徐晶，谭洪臣，杜学勤主编. —北京：北京科学技术出版社，2016.8

（全国药学、中药学类专业实验实训"十三五"规划教材）

ISBN 978-7-5304-8332-9

Ⅰ . ①药… Ⅱ . ①徐… ②谭…③杜… Ⅲ . ①药物分析—实验—医学院校—教材②药品检定—实验—医学院校—教材 Ⅳ . ① R917-33 ② R927.1-33

中国版本图书馆 CIP 数据核字（2016）第 082156 号

药品分析检验实验操作技术

主　　编：徐　晶　谭洪臣　杜学勤
策划编辑：王　微
责任编辑：袁　茵　张晓雪
责任校对：贾　荣
责任印制：李　茗
封面设计：昇一设计
版式设计：天露霖文化
出 版 人：曾庆宇
出版发行：北京科学技术出版社
社　　址：北京西直门南大街16号
邮政编码：100035
电话传真：0086-10-66135495（总编室）
　　　　　0086-10-66113227（发行部）　0086-10-66161952（发行部传真）
电子信箱：bjkj@bjkjpress.com
网　　址：www.bkydw.cn
经　　销：新华书店
印　　刷：三河市国新印装有限公司
开　　本：787mm×1092mm　1/16
字　　数：214千字
印　　张：11.25
版　　次：2016年8月第1版
印　　次：2016年8月第1次印刷
ISBN 978-7-5304-8332-9/R · 2100

定　　价：29.00元

全国药学、中药学类专业实验实训"十三五"规划教材

总 主 编

张大方

教育部高等学校中药学类专业教学指导委员会　副主任委员

朱俊义

通化师范学院　副院长

张立祥

山东中医药高等专科学校　校长

方成武

亳州职业技术学院　院长

张震云

山西药科职业学院　院长

张彦文

天津医学高等专科学校　校长

马　波

安徽中医药高等专科学校　副校长

《药品分析检验实验操作技术》

编者名单

主　编　　徐　晶　谭洪臣　杜学勤

副主编　　王蕾蕾　纪从兰　孙仁爽　王　庆

李玉梅　王迪涵

编　者　　（以姓氏笔画为序）

王　庆（亳州职业技术学院）

王　蓉（亳州职业技术学院）

王迪涵（东北师范大学人文学院）

王蕾蕾（山东中医药高等专科学校）

刘天娇（东北师范大学人文学院）

孙仁爽（通化师范学院）

纪从兰（安徽中医药高等专科学校）

杜学勤（山西药科职业技术学院）

李玉梅（长春中医药大学）

张晓燕（通化师范学院）

张黎娟（亳州职业技术学院）

孟　军（通化市药品检验所）

郝晶晶（山西药科职业技术学院）

徐　晶（通化师范学院）

蔡喜生（通化市食品药品检验所）

谭洪臣（通化市食品药品检验所）

总　前　言

为贯彻李克强总理在高等教育改革创新座谈会上的讲话精神和教育部有关高校实验教学改革的要求，即"注重增强学生实践能力，培育工匠精神，践行知行合一，多为学生提供动手机会，提高解决实际问题的能力"，满足培养应用型人才的迫切需求，解决目前国内尚无统一的、成体系的、符合当前实验实训教学改革要求的相关教材的问题，我们组织全国20余所院校、企业和医院的优秀教师、行业专家联合编写了这套"全国药学、中药学类专业实验实训'十三五'规划教材"，旨在打造一套紧跟国家教育教学改革发展方向，创新药学、中药学类专业实验实训教学方法的精品教材，从而为"十三五"期间落实国家以培养应用型人才为主的教育主导思想提供优秀的教育资源。

本套教材以基本技能与方法为主线，归纳每门课程的共性技术，以制定规范化操作为重点，将典型实验实训项目引入课程之中，这是本套教材改革创新点之一；将不同课程的重点内容纳入综合性实验与设计性实验，培养学生独立工作的能力与综合运用知识的能力，体现了"传承有特色，创新有基础，服务有能力"的人才培养要求，这是本套教材改革创新点之二；在专业课实验实训中设置了企业生产流程、在基础课中设置了科学研究案例，注重课堂教学与生产、科研相结合，提高人才培养质量，改变了以往学校学习与实际应用的脱节现象，这是本套教材改革创新点之三；注重培养学生综合素质，结合每门课程的特点，将实验实训中的应急处置纳入教材内容之中，提高学生的专业安全知识水平与应用能力，将实验实训后的清理工作与废弃物的处理列入章节，增强学生的责任意识与环保意识，这是本套教材改革创新点之四。

作为药学、中药学类专业实验实训的全国性规划教材，为了充分保证本套教材的创新性和权威性，我们遴选了国家示范院校及具有显著专业特色并处于国内领先水平的院校、企业、医院等单位的优秀教师和行业专家，组成了编写委员会。根据教学改革的需要，我们还将陆续组织相关单位联合编写具有创新价值的实验实训教材，以供全国药学、中药学、医学、护理等专业教育教学使用，同时也为相关企业和医院的从业人员提供参考用书。

北京科学技术出版社始终坚持"创新、精品"的教材出版理念，并将这种理念落实到严谨、高效的工作之中，感谢他们创新性、专业性的工作！各参编单位在本套教材的前期调研论证工作中给予了大力的支持，各位编者在教材的编写过程中做了大量开拓性的工作，在本套教材即将面世之际，特向他们表示衷心的感谢！

教学改革是一项长期的任务，尤其是实验实训教学，更需要在实践中不断探索。对本套教材编写中可能存在的缺点与不足，恳请各位读者在使用过程中提出宝贵意见和建议，以期不断完善。

张大方

2016 年 7 月

前　言

　　《药品分析检验实验操作技术》是"全国药学、中药学类专业实验实训'十三五'规划教材"之一。本教材紧紧围绕医药企业的工作实际和药品行政管理部门质量标准的要求，根据药品分析的基本方法和根本任务安排教材内容。教材内容充分体现标准化和规范化，严格遵守《中华人民共和国药典》2015 版和药品检验仪器操作规程，突出实验内容的及时化、情景化、职场化，适应药品质检工作等岗位的要求，突显药品分析在药学类专业中的重要性和在实际工作中的实用性。

　　本教材内容包括上、中、下三篇。上篇为药品分析检验基础知识与基本技能，并将药学类专业的分析化学实验、仪器分析实验、中药制剂分析实验和药物分析实验课程进行有机结合和系统整合，系统介绍了药品分析实验基础知识、药品分析实验基本技能及项目训练等实验内容，训练和培养学生的基本分析技能，使学生掌握药品分析实验中常用仪器、设备的规范操作，树立严格的"量"的概念，能正确记录和处理实验数据，并对实验结果做出科学评价。中篇为综合性及设计性实验，主要是为了培养学生分析问题和解决问题的能力，使其能够依据药典独立完成原料药、中成药、化学药品的质量分析，并能够根据药物的基本性状选择合适的方法，对已知或未知的药物进行鉴别和定量测定，使学生综合运用知识和技能的能力、设计实验的能力和独立工作的能力得到进一步提高。下篇为实践与应用，以五加参蛤蚧精的质量标准草案为例，详细阐述了药品分析在质量标准起草过程中的实际运用，突出教学与科研的衔接，为学生从事科学研究和进一步学习深造奠定了基础。

　　本教材可作为药学及相关专业仪器分析、中药制剂分析和药物分析课程的实验实训教材，也可以作为药学工作者研究和工作的参考书籍。

　　本教材的编写得到了北京科学技术出版社的大力支持和各位编者的积极配合，在此表示衷心的感谢。由于编者水平有限，书中可能有不妥或疏漏之处，恳请有关专家和读者提出宝贵意见，以使本教材不断完善。

编者

2016 年 6 月

目　录

上篇 · 基础知识与基本技能

中篇 · 综合性及设计性实验

下篇 · 实践与应用

上 篇

基础知识与基本技能

第一章 基础知识

一、化验室基本要求

企业检测化验室是企业生存发展中质量保证的重要环节，承担着质量检查和研发检验的重要任务，是企业预防质量事故发生的有力保障。所有的检验及验证数据都由化验室出具，化验室的工作与药品生产质量管理规范（GMP）密切相关，可以说化验室是企业技术进步的重要支柱，在企业质量管理和技术改进工作中都具有重要地位。

根据化验室的重要性、职责及 GMP 要求，对医药企业化验室的管理有以下几点要求及注意事项。

（一）文件管理

化验室的管理体系是通过管理体系文件系统来实现的。设立管理体系文件系统的目的一方面是保证文件的现行有效性，检验标准要现行有效，要根据药典的更新而更新；另一方面要保证能够满足使用的要求，确保有效文件的贯彻执行，防止工作人员误用无效和作废的文件。管理体系文件的架构一般分为四层：第一层为质量手册，第二层为程序文件，第三层为作业指导书及标准操作规程，第四层为记录表格。

（二）合理布局

办公区域和实验区域要明确隔离分开，以下主要针对相关检验所用精密仪器及特殊实验间进行说明和举例。

1. 电子天平室 电子天平室应避免或减少阳光直射造成的温度变化对天平元件和称量的影响；百分之一及以上精度的天平间面积应为 3~5m²，十万分之一及以下的精密天平间面积应为 10~20 m²；工作温度保持在 15~30℃，最好是 25℃，相对湿度保持在 45%~60% 为最佳；光源以冷光源为最佳，如日光灯和节能灯；有稳固的实验台面，最好为全大理石平台，避免产生振动及静电干扰；避免与热源距离太近，避免与离心机等高、低频振动的仪器距离太近，避免与有磁性的仪器及样品距离太近；安装好的天平要进行水平调节，调节好的天平不得擅自移动；电源 220V，需接地线，消除或减小静电带来的影响。

2.红外光谱仪实验室　红外光谱仪实验室不得与其他无关实验设备在同一房间内使用；进入实验仪器区要有缓冲间；工作温度应控制在15~30℃，相对湿度应小于60%，适当通风换气，以避免积聚过量的二氧化碳和有机溶剂蒸气；台面稳定，无振动。

3.原子吸收分光光度计实验室　原子吸收分光光度计实验室应有良好的排风设备；所用钢瓶应有钢瓶柜或独立的存放间；实验室应有专门的消解室；石墨炉法应有相应的冷却水设施。

4.理化实验室　理化实验室的实验区面积应满足实验品种检验项目的要求，上下水及电源位置合理、充足，应设置通风橱和良好的排风设施。

5.微生物限度及无菌检验实验室　微生物限度及无菌检验实验室的实验操作间应与其他理化实验室完全隔离，并有相应的空气净化消毒设施。实验室布局设计的基本原则是既要最大可能地防止微生物的污染，又要防止检验过程对人员和环境造成危害。一般情况下，药品微生物检验的实验室应有符合无菌检查法和微生物限度检查要求的，可用于开展无菌检查、微生物限度检查、无菌采样等检测活动的独立设置的洁净室（区）或隔离系统，并配备相应的阳性菌实验室、培养室、实验结果观察区、培养基及实验用具（包括灭菌）准备区、样品接收和贮藏室（区）、标准菌株贮藏室（区）、污染物处理区和文档处理区等辅助区域。同时，应对上述区域进行明确标识。无菌检查应在B级背景下的A级单向流洁净区域或隔离系统中进行，微生物限度检查应在不低于D级背景下的B级单向流空气区域内进行。A级和B级区域的空气供给应通过终端高效空气过滤器，滴定液的保存、配制需在独立实验室中进行。

（三）仪器设备管理

仪器设备必须满足检验的需求，包括原辅料、成品及药包材检验。《中华人民共和国药典》2015版（以下简称《中国药典》2015版）实施后，应及时增加必要的检验设备，强检仪器设备必须按时进行检定，非强检仪器有些要进行自检，计量玻璃仪器需按国家标准进行检定和校正。记录检验数据的仪器需要做期间核查，必要时进行仪器比对实验。保持仪器处于正常工作状态，仪器上应有仪器状态标识、设备管理标识、仪器使用记录、标准操作规程、检定证书复印件、仪器维护及保养记录。

（四）标准物质、菌种、试剂及样品管理

应订购足够数量的标准物质；要按照要求存放；干燥与低温是必要条件；要从正

规渠道采购标准物质；自制的标准物质要慎用；配制后的标准物质存放时间不宜过长（配制后的标准物质存放时间应通过验证获得）；标准溶液按标准物质管理；菌种购入、传代、使用、灭活记录要齐全、完整；菌种应单独存放，应按照每个菌种的要求在特定温度下保存，并由专人管理（双人双锁）。

二、实验室守则

（1）所有实验室的检验人员必须严格遵守实验室守则。

（2）实验室必须保持清洁、安静和良好的工作秩序。

（3）外来人员不得随意进入受控实验室。外来人员参观需经领导批准，由专人陪同。

（4）进入实验室应按要求更换衣鞋，穿白大衣。

（5）严禁在实验室存放个人物品、会客、饮食、吸烟、大声喧哗或从事与实验无关的其他活动。

（6）大型精密仪器要按化验员授权范围合理使用。

（7）要严格按照检验标准及方法开展检验工作，确保实验数据的科学性、准确性。

（8）标准物质、菌种及剧毒试剂的配制和使用要有记录。对需特殊管理的毒、麻、限、剧试剂，要严格执行相关的使用规定。

（9）实验室内不得存放大量易燃、易爆、易挥发和剧毒物品。

（10）实验结束后，应及时清理实验仪器、设备、试剂等，将强腐蚀性溶剂及有机溶媒进行妥善处理，毒性试剂及实验残液应做减毒处理。

（11）做好安全"四防"工作。离开实验室前应做好四项检查，即检查电源是否断电，检查气源是否关闭，检查水源是否拧紧关闭，检查门窗是否关好。如仪器设备需要连续工作，离开实验室前应为其连续工作做好一切准备。

三、实验室安全与防护

推行实验室安全规则，以防止实验事故的发生。事故发生会造成实验室人员的伤亡、设备损毁，甚至使家庭、公司及社会蒙受重大损失。

（一）危险化学试剂防护

实验用的剧毒物品如砷化物、氰化物等，应由单位库房统一管理；易制毒试剂如三氯甲烷、盐酸等在实验室内保管时，应有双人双锁，专人管理。领用剧毒物品准备实验时，领用人必须详细写明用途、领取数量，并经实验管理负责人签字同意后，方可领取。实验结束后，剧毒物品如有剩余，应当及时退还给库房管理。在实验中必须使用有毒物品时应事先了解其性质及危害，做到安全使用。使用挥发性强及易产生有刺激性、腐蚀性、有毒气体的试剂的实验应在通风柜内进行操作，并尽可能密闭。

（二）防火、防水、防爆

实验室内电源导线的容量应符合用电设备要求，如发生超负荷使用，应及时拆下过多的用电设备或根据需要改造线路及容量，以防止超负荷引起火灾。所有设备在使用前必须进行安全检查。严格执行电气设备使用规程，定期维护、保养，需要用水的电气设备应防止水流入导线及设备内部而导致短路。有人触电时，应立即断电，用绝缘体将导线与人体分离。上、下水及冷却水使用过程中，应随时检查水道和排水管路是否畅通，输水管必须使用橡胶管，不得使用乳胶管。使用易燃、易爆物质时，要严格遵守操作规程，定期检查，防止自燃或其他意外事故；实验人员必须事先熟悉其特性，防止发生意外，发生意外时应做到及时处理。使用氢气、乙炔气等易燃、易爆气体进行实验的实验室必须符合有关要求，通风良好，钢瓶管路必须密闭，使用前需进行试漏检查，以防气体泄露而发生意外。实验室使用的压缩气体钢瓶应保持最少的数量。钢瓶必须牢牢固定，以免被碰倒而发生意外，绝不能在靠近暖气、直接日晒等温度可能急剧升高的地方使用。钢瓶用压力表必须经检定合格后使用，搬运压缩气体钢瓶时必须要小心，注意轻拿轻放。

（三）防菌

微生物检测实验室应定期进行消毒灭菌及环境监测，以达到实验要求的环境级别。微生物检测实验后的废弃物需进行灭菌处理，并应集中放置，不得随意丢弃。控制菌及致病菌检验及传代时必须细心、谨慎，杜绝向容器外繁衍的可能。操作完毕后应立即进行清洁、灭菌。菌种的申购、传代、使用、灭活等相关记录要完备，菌种管理要由专人负责，实行双人双锁制。

（四）人员防护

实验人员在上岗前须进行实验室安全常识培训，熟悉安全实验操作。对实验人员要有相应的安全保护穿戴，根据实验需要配备护目镜、耐酸碱手套及防护面罩、口罩等。理化实验台附近应配备应急用洗眼器及喷淋装置。

（五）消防安全

实验室内及过道等处应常备合格期内的消防器材。针对不同消防要求，分别配备干粉灭火器、泡沫灭火器及二氧化碳灭火器。一般非危险品着火可用通常的灭火方法；

危险品着火时，应根据其理化特性采取不同的灭火方法，否则不仅起不到灭火的作用，反而会造成更大的火灾及人身伤害事故。

（六）相关实验室安全负责人要全面负责相关实验室的安全工作

实验室安全负责人应定期检查本实验室的安全工作，保证各项安全规章制度的贯彻执行。实验人员在工作完毕离开实验室时，要确实做到断电、断水、关闭门窗。凡遇节假日，均应进行一次全面安全检查并填写检查记录。

四、实验室废弃物处理

（1）为加强实验室危险废弃物的处置管理，防止环境污染，实现实验室危险废弃物处置管理的制度化、规范化，实验室应设有废弃物存放室，并有废弃物管理制度、危险化学品及危险废弃物意外事故防范措施和应急预案。

（2）实验室废弃物处置包括收集、暂存、转移及处理等环节。产生废弃物的实验室应按废弃物类别配备相应的收集容器，容器不能有破损或其他可能引起废弃物泄漏的隐患。废弃物收集容器应粘贴危险废弃物标签，明显标示废弃物名称、主要成分及性质，并保持清晰可见。

（3）实验室废弃物应各自投放在相应的收集容器中，严禁将实验室危险废弃物与生活垃圾混放，避免日晒、雨淋，远离火源。

（4）相关部门应定期收取实验室危险废弃物，并负责转运到指定暂存处暂存，提供名称、性质及数量等相关信息，填写实验室危险废弃物转移记录单，办理签字手续，并委托有资质的公司及单位转移及处理实验室废弃物。

（5）微生物实验检测后的培养基要进行灭活处理。菌种不再使用或废弃后也要进行灭活处理。

（6）毒性试剂、试液使用后一般要做减毒处理。

五、药品的取样、转移与贮存

（一）取样的原则

对药品进行检验时首先要取样，即从一批样品中取出少量样品进行检验，应考虑取样的科学性、真实性和代表性，否则就失去了检验的意义。因此，取样的基本原则应为均匀、合理。

（二）取样单元及数量的确认

取样时首先要确定取样单元及数量，即确定从一批样品中哪些独立包装中进行取样。取样单元及数量应按如下方法确定：若样品总数为 n，则当 $n \leqslant 3$ 时，每件取样；当 $3 < n \leqslant 300$ 时，按根号 $\sqrt{n} + 1$ 件随机取样；当 $n \geqslant 300$ 时，按 $\sqrt{\dfrac{n}{2}} + 1$ 件随机取样。

取样应采取随机取样的方式进行，以保证取样的代表性。一般可采取抓阄、掷骰子等方式进行。

（三）取样的方法

应根据样品的特性制定取样操作规程，内容包括取样方法、器具、样品量、分样方法、样品容器标示、注意事项、储存条件、取样器具清洁方法、剩余物料包装方式等。取样操作规程要具有可操作性。

取样要有记录，取样记录应包括品名、批号、规格、总量、取样量、取样编号、分样量、取样地点、取样人、取样日期等内容。

一般原辅料的取样：若一次接收的同一批号的原辅料是均匀的，则可以从此批原辅料的任一部分进行取样。若原辅料不具有物理均匀性，则需要使用特殊的方法取出有代表性的样品或恢复原辅料均匀性后再取样。例如，分层液体可以通过搅拌解决均匀性问题。

无菌物料的取样：取样过程应严格遵循无菌操作的要求，在对供应商进行充分评估的基础上，可要求供应商在分装时每件留取适量样品，置于与物料包装材质相同的小容器中，标示清楚，并置于同一外包装中，方便物料接收方进行定性鉴别，以减小物料污染的风险。

血浆的取样：应按照《中国药典》2015 版三部中"血液制品原料血浆管理规程"的要求对每袋血浆进行取样。

中药材、中药饮片的取样：取样人应经中药材鉴定培训，以便在取样时能发现可能存在的质量问题。药材的取样应按照《中国药典》2015 版四部附录中"药材取样法"的要求进行，在取样时应充分考虑中药材的不均一性。

工艺用水的取样：操作应与正常生产操作一致，取样后应及时进行检验，以防止样品质量发生变化。建立微生物指标检测及理化项目检测的取样规程；内包材取样应考虑样品的污染；中间产品的取样应能够及时准确地反映生产情况；在线取样时应充分考虑到工艺和设备对样品的影响，选择相应的生产时段和取样位置进行取样操作。

成品的取样应考虑到生产过程中的偏差和风险。放射性药品的取样可根据产品的实际情况进行操作，并采取相应的防护措施。

取样要留有痕迹，取样证、合格证、物料入库时间、取样时间、发放合格证时间应符合逻辑。不能一点取样，应在不同部位分别取样。一般情况下所取样品不得放回原容器中。

（四）取样地点与取样工具

取样地点的条件应与样品储存的条件一致。如果在取样车或取样间进行取样，其空气洁净度应不低于被取样物料生产环境的洁净度要求。

取样工具应选择各种移液管、小杯、长勺、漏斗、刮铲等适合取样的工具，材质应选用惰性材料，包括聚丙烯和不锈钢类器具，避免使用玻璃制品。通过做取样工具清洁操作的适用性验证以证明其有效性。取样人员应为QA/QC或者经过培训合格的委托人，取样时应穿相应的防护服，防止污染物料及物料对取样人员的伤害。

（五）取样数量

取样数量一般为样品全检一次所用数量的3倍。取完的样品一般应分为3份，一份用于实验室检验，一份用于复验，一份用于留样。

（六）样品的制备

取样后应分别对样品进行外观检查，必要时进行鉴别检查。若每个样品的检查结果一致，则可将其合并为一份样品，并分装为检验样品和留样样品，检验样品作为实验室全检样品。

（七）样品的转移和贮存

取样后应及时将样品转移至实验室，转移过程中应防止污染、吸潮等影响样品质量的情况发生。实验室应有样品贮存的区域和相应的设备。样品的贮存条件应与相应的物料及产品的贮存条件一致。应详细了解样品的性质，采取相应措施，按要求存放样品，且存放时间不宜过长。例如，区分有毒、无毒样品的存放以及高活性、低活性物质的存放；成品留样应为最终市售包装形式；原料药的留样如无法采用市售包装形式，可采用模拟包装；辅料、原料、产品及包装材料均需要留样。

（八）注意事项

（1）取样人员应参加取样培训，合格后上岗。

（2）取样人员应熟知取样操作过程。

（3）一般在每个取样单元的上、中、下不同部位取样。

（4）非均质性样品及中药材的取样应根据样品的性质及包装特点选择合适的取样方式。

六、检验原始记录与检验报告书的书写要求

（一）检验原始记录的书写要求

（1）检验原始记录的记录原则是要原始，要如实记录检验过程中的数据及现象，要现场随时记录，不能事后补记或转抄。

（2）原始记录中的检验项目一般要按照质量标准依次列出，如性状、鉴别、检查、含量测定，并要记录以下信息。①实验条件：实验要求的环境条件及温、湿度；使用仪器的名称、型号及编号；使用对照品、对照药材及菌株的名称、批号、产地、纯度；大型仪器的使用设定参数（如液相色谱的流速、流动相组成及配比、柱温、检测器类型、检测波长等）。②操作方法：包括实验依据、具体操作方法及注意事项等。③标准规定：依据质量标准的要求填写。④实验结果：记录实验数据、图谱、反应现象等。⑤结论：是否符合标准规定。

（二）　检验报告书的书写要求

检验报告书是对药品质量做出技术鉴定的技术文件，要求做到依据准确、数据无误、结论明确、文字简洁、书写清晰、格式规范。

1. 封面和表头的基本信息　体现检验机构认证或认可标志（没有通过实验室资质认定的化验室无此标识）、检验机构、检验报告书编号、检品名称、检验目的、供样单位或部门等要素。检品名称应按样品包装实样上的通用名称填写。

2. 检品编号　样品的唯一性标识，供样单位或部门应按单位部门名称填写，批号应按样品包装实样上的批号填写。

3. 检验目的　根据委托方提供的资料及实际情况填写，剂型应按包装实样填写，检验项目应由委托人（或单位、部门）按照标准或约定检验项目的内容而定。

4. 检验标准　样品检验所需的质量标准。

5. 检验报告书结果栏格式　即检验项目、标准规定、检验结果3列。

七、《中华人民共和国药典》简介及其查阅方法

（一）《中华人民共和国药典》简介

《中华人民共和国药典》简称《中国药典》，是中国药品检验的最根本法典，是药品检验必须遵循的基本原则。中华人民共和国成立以来先后颁布了10版《中国药典》。

《中国药典》2015版为中华人民共和国第10版《中国药典》，分为一部、二部、

三部、四部。新版《中国药典》一经颁布实施，其同品种的上版标准或原国家标准即同时停止使用。《中国药典》一般每 5 年修订一次。

《中国药典》2015 版一部收载药材和饮片、植物油脂和提取物、成方制剂和单味制剂等，共计 2598 种。

《中国药典》2015 版二部收载化学药品、抗生素、生化药品以及放射性药品等，共计 2603 种。

《中国药典》2015 版三部收载生物制品，共计 137 种。

《中国药典》2015 版四部对一部、二部、三部药典的共性附录进行了整合，将原附录更名为通则，包括制剂通则、检定方法、标准物质以及试剂指导原则。重新建立了规范的编码体系，并首次将通则和药用辅料单独作为《中国药典》四部，共收载通则 317 个，其中，制剂通则 38 个、检验方法 240 个、指导原则 30 个、标准物质和试液、试药相关通则 9 个，药用辅料 270 种。

（二）药典查阅方法

（1）药材和饮片名称包括中文名、汉语拼音及拉丁名。其中，药材和饮片拉丁名排序为属名或属名加种加词在先，药用部位在后；植物油脂和提取物、成方制剂以及单味制剂的名称不设拉丁名。正文中未列饮片和炮制项的，其名称与药材名相同，该正文同为药材和饮片标准；正文中饮片炮制项为净制、切制的，其饮片名称或相关项目亦与药材相同。

（2）化学药药品正文收载的药品中文名称通常按照《中国药品通用名称》收载的名称及其命名原则命名。《中国药典》收载的药品中文名称均为法定名称，《中国药典》2015 版收载的原料药英文名除另有规定外，均采用国际非专利药名（International Nonproprietary Names，INN）。有机药物的化学名称根据中国化学会编撰的《有机化学命名原则》进行命名，母体的选定与国际纯粹与应用化学联合会（International Union of Pure and Applied Chemistry，IUPAC）的命名系统一致。药品化学结构式按照世界卫生组织（World Health Organization，WHO）推荐的"药品化学结构式书写指南"书写。

（3）正文按药品中文名称笔画顺序排列。同笔画数的字按起笔笔形"一""丨""丿""、""乛"的顺序排列；通则包括制剂通则、通用检测方法和指导原则，按分类编码；索引分为按汉语拼音顺序排序的中文索引以及英文名和中文名对照的索引。法定检验标准中通用名词的解释及要求均可在药典凡例中的"项目与要求""标准品与对照品""检验方法和限度""计量""精确度""试药、试液、指示剂""动物试验"中查到。

（三）举例说明

1. "对乙酰氨基酚片"质量标准查询　在药典二部中查"对"五画，对应药典中品名目次五画项，找到"对乙酰氨基酚片"319 页；标准中鉴别项中有"乙醇"一词，在"计量"中查询可知为 95% 乙醇；在"精确度"中查询"精密称定"，系指称取重量应准确至所取重量的千分之一；检查项中"溶出度"的操作方法在四部药典的通则中查询，即 0931 项。

2. "对氨基水杨酸钠"含量上限值查询　在"检验方法和限度"中查询，如未规定上限时，系指不超过 101%。

3. 药典一部中"人参"含量测定中"过四号筛"具体要求　查询凡例中的"计量"。

4. 药用辅料"乙酸乙酯"质量标准查询　按品种首字笔划在药典四部"药用辅料品名目次"中查询。

5. 原料药物与制剂稳定性试验方法及要求　查询药典四部中通则项下"9000 指导原则"中"9001 原料药物与制剂稳定性试验指导原则"。

第二章 基本技能

第一节 常用玻璃器皿操作技能训练

一、常用玻璃器皿的洗涤

药品分析使用的玻璃器皿应洁净、透明，内、外壁应能被水均匀润湿而无小水珠。玻璃器皿的洗涤通常需经过洗液浸洗、自来水冲洗和蒸馏水涮洗3个步骤，当用滴定管、移液管和吸量管等精密刻度器皿取用准确浓度的溶液时，还需先用所取用的溶液润洗。

一般地，玻璃器皿定量的准确性不同，洗涤的方法也有所区别。在标准操作规范中列出的非精密刻度玻璃器皿的洗涤方法适用于烧杯、三角瓶、量筒、离心管等器皿的洗涤，精密刻度玻璃器皿的洗涤方法适用于滴定管、移液管、吸量管和容量瓶等器皿的洗涤。

对于重垢器皿或不宜用毛刷刷洗的器皿，洗涤时需用洗液浸泡或涮洗，常用洗液及配制方法如下。

1. 铬酸洗液（重铬酸钾的硫酸溶液）　主要用于洗涤被无机物沾污的器皿，对有机物和油污的去污能力也较强。配制方法如下：称取5g重铬酸钾于烧杯中，用少量水润湿，边搅拌边缓慢加入80ml浓硫酸，冷却后贮存于磨口玻璃瓶中。

2. 氢氧化钠 - 高锰酸钾洗液　用于洗涤油污及有机物，用此洗液洗涤后，器皿上会留下二氧化锰，需再用盐酸洗涤。配制方法如下：将4g高锰酸钾溶于少量水中，慢慢加入100ml 10%氢氧化钠溶液。

3. 氢氧化钠 - 乙醇溶液　用于洗涤聚合体、油脂及其他有机物。将120g氢氧化钠溶解在120ml水中，再用95%乙醇稀释至1L。

4. 酸性洗液　浓盐酸常被用于洗去附着在器皿上的氧化剂或不溶于水的无机物；1:1的盐酸常被用于洗涤灼烧过的坩埚；硝酸 - 氢氟酸洗液是玻璃器皿和石英器皿的优良洗涤剂，洗涤效率高、速度快，但该洗液对玻璃器皿和石英器皿有腐蚀作用，不适于洗涤精密玻璃仪器、标准磨口仪器、活塞、砂芯漏斗、光学玻璃、比色皿、精密石英部件等。

5. **酸性草酸和盐酸羟胺洗涤液** 适用于洗涤氧化性物质，如沾有高锰酸钾、三价铁化合物等的容器。配制方法如下：取 10g 草酸或 1g 盐酸羟胺溶于 100ml 20% 盐酸溶液中。

6. **肥皂液、碱液及合成洗涤剂** 用于洗涤油脂和一些有机物，使用时按具体情况配制为合适浓度的溶液即可。

■ 标准操作方法

1. 非精密刻度玻璃器皿的洗涤

（1）毛刷或去污粉刷洗。用毛刷蘸合成洗涤剂或去污粉刷洗器皿内、外壁至无肉眼可见污物。

（2）自来水冲洗。用自来水将洗涤剂或去污粉完全冲洗掉，使器皿内外干净。

（3）蒸馏水涮洗。用蒸馏水涮洗内壁 3 次，使器皿洁净、透明，内、外壁被水均匀润湿而无小水珠。

2. 精密刻度玻璃器皿的洗涤

（1）洗液浸洗或涮洗。浸洗是将待洗涤容器浸入洗液中，待污物完全与器壁分离后，取出容器。洗液可反复使用，直到失效。涮洗适用于沾污不严重的移液管、刻度吸量管等细长玻璃仪器的洗涤，方法如下：用洗耳球吸取适量体积的洗液，将管平放，轻轻旋转，待洗液涮满全管，停留片刻，将管竖立，分别从管尖和上管口将洗液倒回原瓶。

（2）自来水冲洗。用自来水冲洗至器皿内外干净。

（3）蒸馏水涮洗。用蒸馏水涮洗至器皿洁净、透明，内、外壁被水均匀润湿而无小水珠。一般需涮洗 3 次。

（4）润洗。用滴定管、移液管和吸量管等移取准确浓度的溶液时，需润洗管内壁 3 次，以保证所用溶液浓度保持不变。

二、玻璃器皿的干燥和存放

做实验经常要用到的仪器应在每次实验完毕之后洗净干燥备用。用于不同实验的仪器有不同的干燥要求，一般定量分析中的烧杯、锥形瓶等仪器洗净即可使用，而用于有机分析的仪器很多是要求干燥的，有的要求无水迹，有的要求无水，应根据不同要求来干燥仪器。

洗净的玻璃器皿要分门别类存放，便于取用。经常使用的玻璃器皿应放在实验柜内，要放置稳妥，高的、大的放在里面，矮的、小的放在外面。长期不用的玻璃器皿应存放于纸质包装盒里，且玻璃器皿间应用碎纸条隔开，防止搬动时碰撞打碎。

标准操作方法

1.玻璃器皿的干燥

（1）晾干。不急用、要求一般干燥的器皿，可在纯水涮洗后，在无尘处倒置晾干水分，然后自然干燥，可用安有斜木钉的架子和带有透气孔的玻璃柜放置玻璃器皿。

（2）烘干。洗净的仪器控去水分，放在电烘箱中烘干，烘箱温度为105~120℃，烘1小时左右，也可放在红外灯干燥箱中烘干。此法适用于一般仪器。称量用的称量瓶等烘干后要放在干燥器中冷却和保存。带实心玻璃塞的仪器及厚壁仪器烘干时要注意慢慢升温且温度不可过高，以免烘裂，量器不可放于烘箱中烘干。硬质试管可用酒精灯烘干，要从底部烘起，使试管口向下，以免水珠倒流使试管炸裂，烘到无水珠时，将试管口朝上，赶净水汽。

（3）热（冷）风吹干。对于急需干燥的仪器或不适合放入烘箱的较大的仪器可采用吹干的方法，通常将少量乙醇、丙酮（或最后再用乙醚）倒入已控去水分的仪器中，摇洗、控净溶剂（溶剂要回收），然后用电吹风吹，先用冷风吹1~2分钟，当大部分溶剂挥发后，吹入热风至完全干燥，再用冷风吹干残余的蒸气，使其不再冷凝在容器内。此法要求通风好，以防中毒，不可接触明火，以防有机溶剂爆炸。

2.玻璃器皿的存放

（1）移液管洗净后置于防尘的盒中。

（2）滴定管使用后，洗去内装的溶液，洗净后装满纯水，上盖玻璃短试管或塑料套管，也可倒置夹于滴定管架上。

（3）比色皿用毕洗净后，在瓷盘或塑料盘中垫滤纸，倒置晾干后装入比色皿盒或清洁的器皿中。

（4）带磨口塞的仪器如容量瓶和比色管最好在洗净前就用橡皮筋或小线绳把塞和管口拴好，以免打破或弄混塞子。需长期保存的磨口仪器要在塞间垫一张纸片，以免日久粘住。长期不用的滴定管要除去凡士林后垫纸，用皮筋拴好活塞保存。

（5）成套仪器如索氏提取器、气体分析器等用完后要立即洗净，放在专门的纸盒里保存。

三、精密量具的使用与校准

■ 标准操作方法

1. 滴定管　滴定管是容量分析中最基本的测量仪器，在滴定时用来测定自管内流出的溶液的体积。常量分析中常用的滴定管规格为 50ml 和 25 ml，此外，还有 10 ml、5ml、2 ml、1 ml 等规格。滴定管分为酸式滴定管和碱式滴定管，酸式滴定管用来盛装酸性或氧化性溶液，碱式滴定管用来盛装碱性或还原性溶液。

（1）滴定管的使用。

1）检漏。使用滴定管前应检查其是否漏水，活塞转动是否灵活。若酸式滴定管漏水或活塞转动不灵，应给活塞重新涂凡士林；若碱式滴定管漏水，则需要更换橡胶管或换个稍大的玻璃珠。

涂凡士林的方法如下：将滴定管平放，取出活塞，用滤纸条将活塞和塞槽擦干净，在活塞粗的一端和塞槽小口端周围均匀地涂上一薄层凡士林。为了避免凡士林堵住塞孔，油层要尽量薄，尤其是小孔附近。将活塞插入塞槽时，活塞孔要与滴定管平行。转动活塞，直至活塞与塞槽接触的部分呈透明状态，即表明凡士林已均匀。

2）洗涤。根据滴定管的沾污情况，采用相应的洗涤方法将其洗净。为了使滴定管中溶液的浓度与原来相同，最后还应该用滴定用的溶液润洗 3 次（每次溶液用量约为滴定管容积的 1/5），润洗液由滴定管下端排出。

3）装液。将溶液加入滴定管时，要注意使下端出口管也充满溶液，特别是碱式滴定管下端橡胶管内的气泡不易被察觉，这样就会造成读数误差。若为酸式滴定管，可迅速地旋转活塞，让溶液急骤流出以带走气泡；若为碱式滴定管，向上弯曲橡胶管，使玻璃尖嘴斜向上方，向一边挤动玻璃珠，使溶液从尖嘴喷出，气泡便可随之除去。排除气泡后，继续加入溶液至刻度 "0" 以上，放出多余的溶液，调整液面在 "0.00" 刻度处。

4）读数。常用滴定管的容量为 50ml，其刻度分为 50 大格，每一大格又分为 10 小格，所以每一大格为 1ml，每一小格为 0.1ml。读数应读到小数点后两位。

注入或放出溶液后应稍等片刻，待附着在内壁上的溶液完全流下后再读数。读数时，滴定管必须保持垂直状态，视线必须与液面在同一水平面。对于无色或浅色的溶液，读弯月面实线最低点的刻度。为了便于观察和读数，可在滴定管后衬一张读数卡。读数卡是一张黑纸或中间涂有一黑色长方形（约 3cm×1.5cm）的白纸，读数时，将读数卡放在滴定管后，使黑色部分在弯月面下约 1cm 处，则弯月面反射成黑色，读取此黑色弯月面最低点的刻度即可。若滴定管背后有一条蓝线（或蓝带），无色溶液就形成了两个弯月面，并且相交于蓝线的中线上，读数时读此交点的刻度即可。对于深色溶液如 $KMnO_4$ 溶液、碘水等，弯月面不易看清，则读液面的最高点。

滴定时，最好每次都从 0.00ml 开始，这样读数方便，且可以消除由于滴定管上下粗细不均匀而带来的误差。

5）滴定。使用酸式滴定管时，必须用左手的拇指、示指及中指控制活塞，旋转活塞的同时稍稍向左扣住，这样可避免把活塞顶松而漏液；使用碱式滴定管时，应该用左手的拇指及示指在玻璃珠所在部位稍偏上处轻轻地往一边挤压橡胶管，使橡胶管与玻璃珠之间形成一条缝隙，溶液即可流出，要掌握通过手指用力的轻重来控制缝隙大小的方法，从而控制溶液的流出速度。

滴定时，将滴定管垂直地夹在滴定管架上，下端伸入锥形瓶口约 1cm。左手按上述方法操作滴定管，右手的拇指、示指和中指握住锥形瓶的瓶颈，沿同一方向旋转锥形瓶，使溶液混合均匀，不要前后、左右摇动。开始滴定时，若无明显变化，溶液流出的速度可以快一些，但必须成滴而不能成股流下；随后，溶液滴落点周围出现暂时性的颜色变化，但随着锥形瓶的旋转，颜色很快消失；当接近滴定终点时，颜色消失较慢，这时应逐滴加入溶液，每加入一滴后都要摇匀，观察颜色的变化情况，再决定是否还要滴加溶液；最后应控制液滴悬而不落，用锥形瓶内壁把液滴沾下来（这样加入的是半滴溶液），用洗瓶以少量蒸馏水冲洗瓶的内壁，摇匀。如此重复操作，直到颜色变化符合要求为止。

滴定完毕后，滴定管尖嘴外不应留有液滴，尖嘴内不应留有气泡。将剩余溶液弃去，依次用自来水和蒸馏水洗涤滴定管，然后在滴定管中装满蒸馏水，罩上滴定管盖，以备下次使用或将滴定管收起。

（2）滴定管的校准。以 50ml 滴定管为例。取 50ml 干燥具塞锥形瓶，精密称定。向待校正的滴定管中装入纯水，并将水面调至 0.00ml 刻度处，从滴定管中放水至锥形瓶中，待液面降至离 10ml 刻度线上方约 5mm 处时，等待 30 秒，然后在 10 秒内将液面正确地调至 10.00ml，盖上瓶塞，再次精密称定。按同样方法分别调整液面到 20.00ml、30.00ml、40.00ml 和 50.00ml，进行分段校准，每次都从滴定管 0.00ml 刻度线开始，每支滴定管重复校准一次。

2. **容量瓶** 容量瓶主要用于配制准确浓度的标准溶液或定量地稀释溶液，是一种细长颈、梨形的平底玻璃瓶，配有磨口塞，瓶颈上刻有标线，当瓶内液体在指定温度下达到标线处时，其体积即为瓶上所标示的体积。容量瓶的常用规格为 10ml、25ml、50ml、100ml、250ml、500ml 和 1000ml。

（1）容量瓶的使用。

1）使用前检查是否漏水。具体操作方法如下：加自来水至标线附近，塞紧瓶塞，用一只手的示指顶住瓶塞，另一只手的五指尖托住瓶底边缘，倒立片刻，用干燥滤纸检查瓶塞周围是否有水珠渗出。若无水珠渗出，将瓶直立，瓶塞旋转180°，再倒立片刻，用干燥滤纸检查瓶塞周围是否有水珠渗出。若两次操作时瓶塞周围皆无水珠渗出，即表明容量瓶不漏水，可以使用。

2）溶解与转移。将固体物质配制为溶液需要遵循此步骤。先准确称取一定量固体物质于烧杯中，用少量溶剂将其溶解，配制成溶液，然后再将溶液转移到预先洗净的容量瓶中。转移溶液的方法如下：右手拿玻璃棒，左手拿烧杯，使烧杯嘴紧靠玻璃棒，玻璃棒的下端靠在瓶颈内壁上，使溶液沿玻璃棒和内壁流入容量瓶中，烧杯中溶液流完后，将烧杯沿玻璃棒向上提，并逐渐使烧杯竖直，将玻璃棒放回烧杯，用溶剂冲洗玻璃棒和烧杯内壁3~4次，洗出液用如上方法全部转入容量瓶中。

3）定容。向容量瓶内加入溶剂至容积的2/3处，旋转容量瓶使溶液混合，继续加入溶剂至液面离标线0.5~1cm时，等待1~2分钟，使附着在瓶颈内壁上的液体流下。用滴管或洗瓶继续小心滴加，直至液体的弯月面下缘与标线相切。

4）混匀。盖紧瓶塞，左手捏住瓶颈标线上方，示指按住瓶塞，右手指尖托住平底边缘，将瓶倒转并摇动，再倒过来，使气泡上升到瓶顶，如此反复多次，使溶液充分混合均匀。

5）开盖回流。处理小体积样品时，经上述混匀后，还需小心打开容量瓶盖，让瓶盖与瓶口处的溶液流回瓶内，再盖好瓶盖，倒转并摇动，反复多次，使溶液充分混合均匀。

如果用容量瓶稀释溶液，则用移液管吸取一定体积的溶液于容量瓶中，按上述方法加溶剂至标线，摇匀。

（2）容量瓶的校准。将待校正的容量瓶洗净、干燥，在烧杯中盛放一定量纯化水，将盛水烧杯及容量瓶放于同一房间中，恒温后记下水温。先称空瓶及瓶塞的重量，然后加水至刻度，注意不可有水珠挂在瓶壁刻度线以上，若有水珠，应用干燥滤纸条吸干。塞上瓶塞，再称定重量，减去空瓶重量即为容量瓶中水的重量，查表得该温度下水的密度，用该温度下水的重量除以密度，即得容量瓶的真实容积。

3. **移液管与吸量管** 移液管和吸量管均是量出式仪器，用来测量其所放出溶液的体积。移液管是细长且中间膨大的玻璃管，上端管颈处刻有一环形标线，是所移取的准确体积的标志，膨大部分注明了其容积和标定时的温度。移液管常用规格为5ml、10ml、25ml和50ml。吸量管是具有分度线的直形玻璃管，可用于移取不同体积的液体。

吸量管常用规格为 1ml、2ml、5ml 和 10ml。移液管和吸量管所移取的体积通常可准确到 0.01ml。

（1）移液管与吸量管的使用。

1）移液前准备。选择大小合适的移液管或吸量管，用洗耳球吸取铬酸洗液适量于管中，用示指按住管口，将管提离洗液瓶，用两手拇指和示指捏住移液管的两端，将管平放，缓慢转动，使洗液充满整管，待内壁油污除去后，将管口朝下倾斜，对准盛装铬酸洗液的容器，将洗液倒出一部分，同时清洗管尖，再将管口朝上倾斜，倒出全部洗液。之后用自来水冲洗，再用蒸馏水（或去离子水）涮洗 2~3 次，直至管内壁不挂水珠。用滤纸将移液管或吸量管末端内外的水吸干，然后用欲移取的溶液润洗管壁 2~3 次，以确保所移取溶液的浓度不变。 润洗的方法如下：用洗耳球吸取溶液适量于移液管中，立即用示指按住管口，将管提离溶液，用两手拇指和示指捏住移液管的两端，将管横放，上管口略朝下，转动移液管，使溶液充满整管，待溶液流至距上管口 2~3cm 时，将管尖朝下，使管竖立，使溶液从管尖流出并弃去，再用滤纸将管尖的溶液吸出。

2）移取溶液。用右手的拇指和中指捏住移液管的上端，将管的下口插到液面以下 1~2cm 处（若插入太深，管外将黏附太多溶液，影响准确性；若插入太浅，会产生吸空，把溶液吸到洗耳球内污染溶液），左手拿洗耳球，先把球中空气压出，再将球的尖嘴接在移液管上口，慢慢松开压扁的洗耳球使溶液吸入管内。随着容器内液面的下降，移液管应同时下移，以保持管尖始终处于液面以下。当管中液面上升到标线以上时，应迅速移去洗耳球，立即用右手示指按住管口， 将移液管提离液面，并将管尖靠在内壁上转两下，以尽量除去黏附在管外的溶液。

3）调节液面。将容器倾斜约 45°，管身直立，平视标线，缓慢放松示指并微微转动吸管，使管内溶液缓慢、均匀地流出，直至溶液的弯月面底部下缘与标线相切，立即用示指压紧管口，使溶液不再流出。将尖端的液滴靠壁去掉，移出移液管，插入承接溶液的器皿中。

4）放出溶液。管尖紧贴承接容器的内壁，使移液管保持竖直，承接溶液的器皿倾斜 30°~45°，松开示指，使溶液沿容器内壁缓慢流下，溶液全部流完后再等 15 秒（使附着在管壁上的部分溶液得以流出）。查看管上是否标有 "吹"字，如果没有，则直接取出移液管，如果有，则先用洗耳球吹出管尖残留的溶液，再取出移液管。

（2）移液管与吸量管的校准。

1）移液管的校准。将待校正的移液管充分洗净，用洗耳球吸取蒸馏水至移液管标线之上 2~3cm 处，将移液管提离液面，缓慢放出多余的蒸馏水至液面底部与标线相切。除去移液管尖外面的水珠，再将水移入已准确称重的 50ml 具塞锥形瓶中，使管尖与锥形瓶内壁接触，收集管尖余滴，停放 15 秒左右后取出移液管，记录水温，盖上锥形瓶瓶塞，准确称出瓶与水的总重量，并记录两次称重之差，即为待校正移液管放出的水的重量。用水的重量除以实验温度下水的密度，即可算出移液管体积的实际毫升数，即为 20℃时移液管的真实容积。

2）吸量管的校准。将待校吸量管充分洗净，提前 2 小时放入待校室，待校室温度应保持 20℃ ±1℃，提前 2 小时将去离子水放入待校室。测得去离子水温度为 20℃ ±2℃为合格，分别吸取吸量管总容积的 1/10、总容积的 1/2 和总容积 3 个校准点水的体积，并称量水的质量，分别计算 3 个校准点实际体积差与标称体积差，两体积差的差值应小于或等于量器容量允差（1ml 吸量管的容量允差为 ±0.008ml；2ml 吸量管的容量允差为 ±0.012ml；5ml 吸量管的容量允差为 ±0.025ml；10ml 吸量管的容量允差为 ±0.050ml；25ml 吸量管的容量允差为 ±0.100ml）。

实验一　玻璃器皿的洗涤、干燥和存放

【目的】

学会药品分析中常用玻璃器皿的洗涤、干燥和存放方法。

【仪器和试剂】

1. 仪器　100ml 烧杯 1 个、250ml 烧杯 1 个、 10ml 和 25ml 量筒各 1 个、25ml 移液管 1 支、10ml 吸量管 1 支、50ml 酸式滴定管 1 个、50ml 碱式滴定管 1 个、250ml 容量瓶 1 个、100ml 容量瓶 1 个、各种毛刷、电热鼓风干燥箱。

2. 试剂　铬酸洗液、去污粉 1 袋、家用洗洁净 1 瓶、去离子水。

【方法】

（1）玻璃器皿的洗涤练习。将玻璃器皿按精密刻度器皿和非精密刻度器皿分成两类，按照"标准操作方法"中"非精密刻度玻璃器皿的洗涤"和"精密刻度玻璃器皿的洗涤"进行洗涤，以玻璃器皿洁净、透明，内、外壁被水均匀润湿而无小水珠为标准，考察洗涤效果。反复操作练习，直到操作熟练、玻璃器皿全部洗涤干净为止。

（2）玻璃器皿的干燥练习。将洗净的玻璃器皿按"标准操作方法"中"玻璃器皿的干燥"标准进行干燥，干燥后的玻璃器皿应内、外壁洁净，无水痕。如果干燥后器皿上有未洗净的污物或洗涤剂的印痕，应重新洗涤干净后再干燥。

（3）玻璃器皿的存放练习。按照"标准操作方法"中"玻璃器皿的存放"标准将洗净、干燥的玻璃器皿存放于器皿柜中，以备后续实验使用。

注意事项

（1）使用洗液时，应按照器壁沾污物的种类选择合适的洗液。

（2）使用铬酸洗液应注意以下几点。①玻璃器皿投入铬酸洗液前应尽量干燥，避免将洗液稀释。②铬酸洗液中的硫酸具有强腐蚀作用，玻璃器皿不宜浸泡时间过长，洗净后要及时取出冲洗。③如果铬酸洗液不慎沾污衣服或皮肤，应立即用水洗，再用苏打水或氨液洗；如果溅在桌椅上，应立即用水洗去或湿布抹去。④铬酸洗液不适用于金属和塑料器皿的洗涤。⑤盛放洗液的容器应始终加盖，以防氧化变质。⑥洗液可反复使用，但当其变为墨绿色时表示已失效，不能再用。

（3）玻璃器皿沾水易滑落，要采用正确的握持方法，避免器皿滑落、打碎。

实验二　容量瓶的使用与校准

【目的】

掌握容量瓶的使用与校准方法。

【原理】

容量瓶是用于配制或定量稀释准确浓度标准溶液的容器，是定量分析实验最常用的量入式精密量器。容量瓶对溶液体积的精确度要求很高，只能在常温下使用，瓶上标有与刻度线对应的使用温度，如果使用温度不是该温度，应进行校准。容量瓶的校准一般采用称量水法，即根据纯水在不同温度下具有不同的密度，称量测量温度下容量瓶中水的质量，根据 $V = m / \rho$，计算该温度下纯水的体积，即为该容量瓶的真实容积。国际上规定玻璃容量器皿的标准温度为 20℃，在校准时都将玻璃容量器皿的容积校准到 20℃时的实际容积。

【仪器和试剂】

1. 仪器　分析天平（感量 0.1mg）、250ml 容量瓶 1 个、100ml 容量瓶 2 个、烧杯、量筒、精密温度计（测量范围 10~30℃，分度值为 0.1℃）。

2. 试剂　纯水、浓盐酸。

【方法】

（1）容量瓶的使用。以配制 250ml 0.1mol/L 盐酸溶液为例。用量筒量取浓盐酸 2.1ml 于事先装入少量纯水的烧杯中，按"标准操作方法"中"容量瓶的使用"所述方法配制浓度约为 0.1mol/L 的盐酸溶液，练习容量瓶的使用。

（2）100ml 容量瓶的校正。将待校正的容量瓶洗净、干燥，用烧杯盛放一定量（大于 100ml）纯水，将水及容量瓶放于同一房间内，恒温后，用温度计测量水温。用分析天平称取空容量瓶及瓶塞的质量，然后向容量瓶中加水至刻度。注意不可有水珠挂在瓶壁刻度线以上，若挂水珠，应用干燥滤纸条吸干。塞上瓶塞，再用分析天平称定加水后容量瓶的质量，加水前后容量瓶质量之差即为容量瓶中水的质量，查表 1-1，得出该温度下水的密度，再折算出容量瓶的真实容积，重复操作 2 次，取平均值。

【结果】

（1）记录水温；查表 2-1，记录对应温度下水的密度。

（2）按表 2-2 填写容量瓶的校正结果。

（3）依据表 2-3 评价容量瓶的级别。

表 2-1 不同温度下纯水的密度

温度/℃	密度/（g/ml）	温度/℃	密度/（g/ml）	温度/℃	密度/（g/ml）	温度/℃	密度/（g/ml）
10	0.99839	16	0.99780	22	0.99680	28	0.99544
11	0.99832	17	0.99766	23	0.99660	29	0.99518
12	0.99823	18	0.99751	24	0.99638	30	0.99491
13	0.99814	19	0.99735	25	0.99617	31	0.99468
14	0.99804	20	0.99718	26	0.99593	32	0.99434
15	0.99793	21	0.99700	27	0.99569	33	0.99405

表 2-2 容量瓶的校正结果

测定次数	称量记录/g 瓶＋水 瓶	水的质量/g	实际容量/ml	校正值/ml	总校正值/ml
1					
2					

表 2-3 容量瓶级别及允许偏差

标称总容量/ml		1	5	10	25	50	100	250
容量允差/ml	A 类	± 0.010	± 0.020	± 0.020	± 0.03	± 0.05	± 0.10	± 0.15
	B 类	± 0.020	± 0.040	± 0.040	± 0.06	± 0.10	± 0.20	± 0.30

注意事项

使用容量瓶时应注意以下几点。

（1）容量瓶购入后都要在清洗后进行校准，校准合格后才能使用。

（2）易溶解且不发热的物质可直接转入容量瓶中溶解，其他不能在容量瓶里溶解的物质，应在烧杯中溶解后转移到容量瓶里。

（3）配制好的溶液静置后，如果发现液面低于刻度线，不要向瓶内添水，因为液面降低是容量瓶内极少量溶液在瓶颈处润湿而出现损耗所致，不影响配制溶液的浓度。

（4）用于洗涤烧杯的溶剂总量不能超过容量瓶的标称容量。

（5）容量瓶不能加热。一般的容量瓶是在20℃下进行标定的，若将温度较高或较低的溶液注入容量瓶，容量瓶将发生热胀冷缩，导致所配制的溶液浓度不准确。

（6）热溶液应冷却至室温后再稀释至标线。对于与水混合后会放热（或吸热）的有机溶剂（如甲醇等），先加入溶剂至刻度线下约0.5cm处，待冷却至室温后，再定容至刻度；如果加入溶剂后体积发生变化，则先加入适量溶剂，振摇，再加入溶剂至刻度线下约0.5cm处，放置一段时间后再定容至刻度。

（7）容量瓶只能用于配制溶液，不能长时间储存溶液，长时间储存应转移到试剂瓶中。

（8）容量瓶使用完毕应立即洗净，如长期不用，磨口处应洗净、擦干，并用纸将磨口与瓶口隔开。

校准容量瓶时应注意以下几点。

（1）待校准的容量瓶检定前需进行清洗和干燥，洗净的器壁上不应有挂水等沾污现象，使液面与器壁接触处形成正常弯月面。

（2）校准温度一般以15~25℃为好。

（3）校准所用的纯水及欲校准的容量瓶，至少提前1小时放进天平室，待温度恒定后，再进行校准，以减少校准误差。

（4）校准时，容量瓶刻度线以上部分的水必须用滤纸吸干。

（5）一般每个容量瓶应同时校准 2~3 次，取其平均值。校准时，两次真实容积差值不得超过 ±0.01ml，或水重差值不得超过 ±10mg，容量在 10ml 以下的容器，水重差值不得超过 ±5.0mg。

（6）校准时使用的温度计必须定期送计量部门检定。按检定结果读取温度。

【思考题】

1. 利用称量水法进行容量器皿校准时，为何要至少提前 1 小时将容器和水放进天平室？

2. 影响容量瓶校准的因素有哪些？

实验三　滴定管的使用与校准

【目的】

掌握滴定管的使用与校准方法。

【原理】

滴定管是滴定分析法所用的主要量器。滴定管的容积与其所标出的体积并非完全一致，在准确度要求较高的分析工作中须进行校准。由于玻璃具有热胀冷缩的特性，在不同温度下，滴定管的体积不同。校准时，必须规定一个共同的温度值，这一规定温度值为标准温度。国际上规定玻璃容量器皿的标准温度为 20℃，即在校准时都将玻璃容量器皿的容积校准到 20℃时的实际容积。

滴定管的校准与容量瓶的校准一样，都采用称量水法，即根据纯水在不同温度下具有不同的密度，称量测量温度下滴定管不同刻度处水的质量，根据 $V = m / \rho$，计算该温度下纯水的体积，即为该滴定管在该刻度处的真实容积。

【仪器和试剂】

1. 仪器　分析天平（感量 0.1mg）、50ml 酸式滴定管、50ml 碱式滴定管、烧杯、锥形瓶、精密温度计（测量范围 10~30℃，分度值为 0.1℃）。

2. 试剂　纯水。

【方法】

（1）滴定管的使用练习。将酸式滴定管和碱式滴定管按照"标准操作方法"中"精密刻度玻璃器皿的洗涤"方法进行洗涤，并以水为滴定剂，按照"标准操作方法"中"滴定管的使用"方法练习滴定管的使用，掌握操作要领。

（2）50ml 滴定管的校准。取 50ml 干燥具塞锥形瓶，精密称定。向待校正的滴定管中装入纯水，并将水面调至 0.00ml 刻度处，从滴定管中放水至锥形瓶中，待液面降至离 10ml 刻度上约 5mm 处时，等待 30 秒，然后在 10 秒内将液面正确地调至 10ml，盖上瓶塞，再次精密称定。按同样方法分别调整液面到 20ml、30ml、40ml 和 50ml，进行分段校准，每次都从滴定管 0.00ml 标线开始，每支滴定管重复校准一次。酸式滴定管和碱式滴定管任选一支校准即可。

【结果】

（1）记录水温；查表 2-1，记录对应温度下水的密度。

（2）按表 2-4 填写滴定管的校正结果。

（3）依据表 2-5 评定滴定管的级别。

表2-4　滴定管的校正结果

标准分段/ml	称量记录/g		水的质量/g	实际体积/ml	校正值/ml	平均校正值/ml
	瓶＋水	瓶				
0~10						
0~20						
0~30						
0~40						
0~50						

表2-5　滴定管级别及允许偏差

标称总容量/ml		5	10	25	50
容量允差/ml	A 类	± 0.010	± 0.025	± 0.04	± 0.05
	B 类	± 0.020	± 0.050	± 0.08	± 0.10

注意事项

滴定管使用时应注意以下几点。

（1）滴定管在装满标准溶液后，管外壁的溶液要擦干，以免溶液流下或溶液挥发造成管内溶液降温（在夏季影响尤大）。手持滴定管时，也要避免手心紧握装有溶液部分的管壁，以免体温高于室温（尤其在冬季）而使溶液的体积膨胀，造成读数误差。

（2）使用酸式滴定管时，应将滴定管固定在滴定管夹上，活塞柄向右，左手从中间向右伸出，拇指在管前，示指及中指在管后，三指平行地轻轻捏住活塞柄，无名指及小指向手心弯曲，示指及中指由下向上顶住活塞柄一端，拇指在上面配合动作。在转动时，示指及中指不要伸直，应该微微弯曲，轻轻向左扣住，这样既容易操作，又可防止把活塞顶出。

（3）每次滴定须从零刻度开始，以使每次测定结果能抵消滴定管的刻度误差。

（4）在装满标准溶液后，滴定前"初读"零点，应静置1~2分钟后再读一次，如液面读数无改变，仍为零，才能开始滴定。滴定时不应太快，每秒钟放出3~4滴为宜，更不应成股流下，尤其在接近计量点时，更应逐滴加入（在到达计量点前可适当加快滴定速度）。滴定至终点后，须等待1~2分钟，使附着在内壁的标准溶液流下来以后再读数，如果放出滴定液的速度相当慢，等0.5分钟后读数亦可，"终读"也至少读两次。

（5）滴定管读数时，可将其垂直夹在滴定管架上或手持滴定管上端使自由垂直并读取刻度。读数时还应该注意眼睛的位置应与液面处在同一水平面上，否则将会引起误差。读数应该读弯月面下缘最低点，但如果标准溶液颜色太深，不能观察下缘时，可以读液面两侧最高点。"初读"与"终读"应用同一标准。

（6）滴定管有无色、棕色两种，一般需避光的滴定液（如硝酸银标准溶液、硫代硫酸钠标准溶液等）需用棕色滴定管。

滴定管校准时应注意以下几点。

（1）待校准的滴定管和所用的纯化水，至少提前1小时放进天平室，待温度恒定后，再进行校准，以减少校准的误差。

（2）校准时，滴定管尖端和外壁的水必须除去。

（3）称量时要使用万分之一分析天平。

（4）校准时使用的温度计必须定期送计量部门检定。按检定结果读取温度。

【思考题】

影响滴定管校准的因素有哪些?

第二节　分析天平操作技能训练

一、重量差异（装量差异）检查

重量差异（装量差异）系指按规定称量方法测得每片、丸或袋的重量与平均片重或装量之间的差异。检查的目的在于控制各片、丸或袋重量的一致性，保证用药剂量的准确。

■标准操作方法

（1）取空称量瓶，精密称定重量，再取片剂20片、滴丸剂或糖丸剂20丸，置于此称量瓶中，精密称定。两次称量值之差即为20片或20丸供试品的总重量，除以20，得平均片重或丸重（$\overline{m}$）。

（2）从已称定总重量的20片或20丸供试品中依次用镊子取出1片或1丸，分别精密称定重量，得各片或各丸重量。

（3）滴丸剂或糖丸剂如为单剂量包装的小丸，可取20个剂量单位进行检查。首先分别称定每个单剂量包装内小丸的重量，再求算其平均值（$\overline{m}$）。

（4）其他丸剂以10丸为1份（丸重1.5g及1.5g以上的以1丸为1份），取供试品10份，分别精密称定重量。

（5）若供试品为颗粒剂，则取空称量瓶，精密称定重量，用去皮键消去其重量，再取供试品10袋（瓶），除去包装，依次置于此称量瓶中，分别精密称定每袋（瓶）

内容物的装量，并求出平均装量（$\overline{m}$）。

【仪器操作规程】

电子分析天平的操作规程如下。

1. 调水平　在天平开机前，应检查天平是否水平，观察水平仪，如水平仪内空气泡偏移，调节水平调节脚，使空气泡位于水平仪圆环的中央。

2. 预热　天平在首次接通电源或由完全关机状态开机时，需要接通电源预热20~30分钟。

3. 称量　按下【ON/OFF】键，接通显示器，等待仪器自检。当显示器显示"0.0000g"并达到稳定后，表示自检完毕，可以开始称量。如需清零，可按去皮键【TAR】或【O/T】。严禁将试样、试剂或药品直接放入天平盘称量。称量结束后取出被称物，保持天平清洁，关好天平门，按下【ON/OFF】键，盖上防尘罩，切断电源，填写使用记录。

实验四　片剂重量差异检查

片剂除要求外观完整光洁、色泽均匀、有适宜的硬度和耐磨性并需进行药典品种项下规定的检测项目外，还应检查重量差异（除另有规定）。

【目的】

（1）掌握电子天平直接称量的方法。

（2）掌握片剂重量差异的检查方法及判断方法。

【原理】

用电子天平直接称量每片重量，控制重量差异，保证用药剂量的准确。

【仪器与试剂】

1. 仪器　电子天平（感量0.1mg或感量1mg）、扁形称量瓶、弯头或平头手术镊子。

2. 试剂　20片药品（标准中未规定检查含量均匀度）。

【方法】

（1）取空称量瓶，精密称定重量，按下电子天平的去皮键【TAR】或【O/T】消去其重量。再取20片供试品，置于该称量瓶中，精密称定20片供试品总重。

（2）将20片供试品的总重量除以20，得平均片重（保留3位有效数字）。根据平均片重选择合适的天平。平均片重 < 0.30g的片剂选用感量0.1mg的分析天平，平均片重 ≥ 0.30g的片剂选用感量1mg的分析天平。

（3）按去皮键【TAR】或【O/T】消去 20 片供试品的重量，用镊子取出 1 片供试品，记录该片的重量。重复该操作，得其余各片的重量。

（4）将平均重量修约至两位有效数字。选择重量差异限度，平均片重 < 0.30g 的片剂重量差异限度为 ±7.5%，平均片重 ≥ 0.30g 的片剂重量差异限度为 ±5%。

（5）计算低、高限量（$\overline{m} \pm \overline{m} \times$ 重量差异限度）及最低、最高限量（$\overline{m} \pm \overline{m} \times$ 重量差异限度 ×2）。

【结果】

（1）记录 20 片的总重量及其平均片重、限度范围、每片的重量以及超过限度的片数。

（2）结果判定。

1）若每片重量均未超出允许片重范围（低、高限量）；或与平均片重相比（无含量测定的片剂与标示片重比较），均未超出规定的重量差异限度；或超出允许片重范围的药片不多于 2 片，且均未超出允许片重范围的 1 倍（最低、最高限量），均判定为符合规定。

2）若超出允许片重范围的药片多于 2 片；或超出允许片重范围的药片虽不多于 2 片，但其中 1 片超出限度的 1 倍，均判定为不符合规定。

注意事项

（1）使用分析天平时，不要开动和使用前门，防止呼出的热量、水汽、CO_2 及气流影响称量。取、放物品时应使用两侧门，开关门时应轻缓。

（2）称量具有吸湿性、易挥发和具有腐蚀性的药品时，要将药品盛放在密闭的容器中，以免腐蚀和损坏电子天平。称量时应尽量快，不要将被称物洒落在称盘或底板上。称量完毕，应将被称物及时带离天平室。

（3）应经常保持天平内清洁，必要时用软毛刷或绸布抹净或用无水乙醇擦净。

（4）天平内应放置干燥剂。

（5）在称量前后，均应仔细检查药片数。在称量过程中，应避免用手直接接触供试品。已取出的药片不得再放回供试品原包装容器内。

（6）遇有超出重量差异限度的药片，宜另器保存，供必要时复核用。

（7）糖衣片应在包衣前检查片芯的重量差异，符合规定后方可包衣。包衣后不再检查重量差异。薄膜衣片在包衣前、后均应检查重量差异。

（8）遇有超出允许片重范围并处于边缘者，应再将其与平均片重相比较，计算出该片的重量差异百分比，再与规定的重量差异限度比较，以避免在计算允许重量范围时受数值修约的影响。

（9）根据称取物质的量和称量精度的要求，选择适宜精度的天平。要求精密称定时，当取样量 > 100mg 时，选用感量为 0.1mg（万分之一）的天平；当取样量在 10~100mg 时，选用感量为 0.01mg（十万分之一）的天平；当取样量 < 10mg 时，选用感量为 0.001mg（百万分之一）的天平。感量为 0.001mg 的天平应单室放置。

（10）同一个实验的称量应在同一台天平上进行，以免产生误差。

【思考题】

实验测得某片剂的平均片重为 0.295g，如供试品中有 3 片的片重分别为 0.279g、0.311g、0.312g，该片剂的重量差异是否符合规定？

实验五　丸剂重量差异检查

丸剂除要求外观应大小均匀、色泽一致、无粘连现象并需进行药典品种项下规定的检测项目外，还应检查重量差异。

【目的】

（1）掌握电子天平直接称量的方法。
（2）掌握丸剂重量差异的检查方法及判断方法。

【原理】

用电子天平直接称量每丸重量，控制重量差异，保证用药剂量的准确。

【仪器与试剂】

1. 仪器　电子天平（感量 0.1mg）、扁形称量瓶、弯头或平头手术镊子。
2. 试剂　20 丸滴丸剂或糖丸剂。若为其他丸剂，以 10 丸为 1 份（丸重 1.5g 及 1.5g 以上的以 1 丸为 1 份），取 10 份（所取丸剂在标准中均未规定检查含量均匀度）。

【方法】

滴丸剂、糖丸剂按下述方法检查。

（1）取空称量瓶，精密称定重量，按下电子天平的去皮键【TAR】或【O/T】消去其重量。再取滴丸剂或糖丸剂 20 丸，置于该称量瓶中，精密称定 20 丸供试品总重量。

（2）将 20 丸供试品的总重量除以 20，得平均丸重（保留 3 位有效数字）。

（3）按去皮键【TAR】或【O/T】消去 20 丸供试品的重量，用镊子取出 1 丸供试品，记录该丸的重量。重复该操作，得其余各丸的重量。

（4）将平均重量修约至两位有效数字。滴丸剂按表 2-6 选择重量差异限度，糖丸剂按表 2-7 选择重量差异限度。

表 2-6　滴丸剂的重量差异限度

标示丸重或平均丸重	重量差异限度
$\overline{m} \leqslant 0.03g$	±15%
$0.03g < \overline{m} \leqslant 0.10g$	±12%
$0.10g < \overline{m} \leqslant 0.30g$	±10%
$\overline{m} > 0.30g$	±7.5%

表 2-7　糖丸剂的重量差异限度

标示丸重或平均丸重	重量差异限度
$\overline{m} \leqslant 0.03g$	±15%
$0.03g < \overline{m} \leqslant 0.30g$	±10%
$\overline{m} > 0.30g$	±7.5%

（5）计算低、高限量（$\overline{m} \pm \overline{m} \times$ 重量差异限度）及最低、最高限量（$\overline{m} \pm \overline{m} \times$ 重量差异限度 $\times 2$）。

其他丸剂按下述方法检查。

（1）取空称量瓶，精密称定重量，按下电子天平的去皮键【TAR】或【O/T】消去其重量。以 10 丸为 1 份（丸重 1.5g 及 1.5g 以上的以 1 丸为 1 份），取供试品 10 份，分别置于该称量瓶中，精密称定每份供试品重量。

（2）将平均重量修约至两位有效数字。其他丸剂按表 2-8 选择重量差异限度。

表 2-8　其他丸剂的重量差异限度

标示丸重或平均丸重	重量差异限度
$\overline{m} \leqslant 0.05g$	±12%
$0.05g < \overline{m} \leqslant 0.10g$	±11%
$0.10g < \overline{m} \leqslant 0.30g$	±10%

续表

标示丸重或平均丸重	重量差异限度
$0.30g < \overline{m} \leq 1.50g$	$\pm 9\%$
$1.50g < \overline{m} \leq 3.00g$	$\pm 8\%$
$3.00g < \overline{m} \leq 6.00g$	$\pm 7\%$
$6.00g < \overline{m} \leq 9.00g$	$\pm 6\%$
$\overline{m} > 9.00g$	$\pm 5\%$

（3）计算允许丸重范围，即低、高限量（$\overline{m} \pm \overline{m} \times$ 装量差异限度）及最低、最高限量（$\overline{m} \pm \overline{m} \times$ 装量差异限度 $\times 2$）。

【结果】

（1）若滴丸剂或糖丸剂每丸重量与标示丸重相比较（无标示丸重的，与平均丸重比较）均未超出允许丸重范围；或超出重量差异限度的不多于 2 丸，并不得有 1 丸超出限度的 1 倍，均判定为符合规定。若其他丸剂每份重量与每份标示重量（每丸标示量 × 称取丸数）相比较（无标示重量的丸剂，与平均重量比较）均未超出允许丸重范围；或超出重量差异限度的不多于 2 份，并不得有 1 份超出限度的 1 倍，均判定为符合规定。

（2）若滴丸剂或糖丸剂超出重量差异限度的多于 2 丸；或超出重量差异限度的药丸虽不多于 2 丸，但有 1 丸超出限度的 1 倍，均判定为不符合规定。若其他丸剂超出重量差异限度的多于 2 份；或超出重量差异限度的虽不多于 2 份，但有 1 份超出限度的 1 倍，均判定为不符合规定。

（3）如为单剂量包装的小丸，则以每个单剂量包装内小丸的重量作为每丸重量。

注意事项

（1）在称量前后，均应仔细查对药丸数。在称量过程中，应避免用手直接接触供试品。已取出的药丸不得再放回供试品原包装容器内。

（2）包糖衣丸剂应在包衣前检查丸芯的重量差异，符合规定后方可包衣。包糖衣后不再检查重量差异，其他包衣丸剂应在包衣后检查重量差异并应符合规定。

（3）薄膜衣丸应在包薄膜衣后检查重量差异，并应符合规定。

（4）遇有超出允许丸重范围并处于边缘者，应再与平均丸重相比较，计算出该丸重量差异的百分比，再根据规定的重量差异限度作为判定的依据，以避免在计算允许丸重范围时受数值修约的影响。

（5）凡进行装量差异检查的单剂量包装丸剂及进行含量均匀度检查的丸剂，一般不再进行重量差异检查。

【思考题】

六味地黄丸和六味地黄丸（浓缩丸）的重量差异限度有何不同？

实验六　颗粒剂装量差异检查

颗粒剂除要求应色泽一致，无吸潮、结块、潮解等现象并需进行药典品种项下规定的检测项目外，还应检查装量差异或装量。

【目的】

（1）掌握电子天平直接称量的方法。

（2）掌握单剂量包装颗粒剂的装量差异检查方法及判断方法。

【原理】

用电子天平直接称量每袋（瓶）内容物的装量，控制装量差异，保证用药剂量的准确。

【仪器与试剂】

1. 仪器　电子天平（感量 0.1mg 或感量 1mg）、扁形称量瓶、药匙。

2. 试剂　单剂量包装颗粒剂 10 袋（瓶）（所取颗粒剂在标准中均未规定检查含量均匀度）。

【方法】

（1）取空称量瓶，精密称定重量，按下电子天平的去皮键【TAR】或【O/T】消去其重量。再取 10 袋（瓶）供试品，除去包装，置于该称量瓶中，分别精密称定每袋（瓶）内容物的装量。

（2）将每袋（瓶）内容物重量之和除以 10，得每袋（瓶）的平均装量（$\overline{m}$），准确至平均装量的千分之一。凡无含量测定的颗粒剂，则以其标示装量作为平均装量。

（3）按表 2-9 规定的装量差异限度求出允许装量范围（$\overline{m} \pm \overline{m} \times$ 装量差异限度）。

表 2-9　颗粒剂的装量差异限度

平均装量（或标示装量）	装量差异限度
$\overline{m} \leqslant 1.0g$	±10%
$1.0g < \overline{m} \leqslant 1.5g$	±8%
$1.5g < \overline{m} \leqslant 6.0g$	±7%
$\overline{m} > 6.0g$	±5%

（4）遇有超出允许装量范围并处于边缘者，应再与平均装量相比较，计算出该袋（瓶）装量差异的百分比，再将上表规定的装量差异限度作为判定的依据，以避免在计算允许装量范围时受数值修约的影响。

【结果】

（1）记录每袋（瓶）内容物的重量、平均装量、限度范围以及超过限度的袋（瓶）数。

（2）结果判定。

1）每袋（瓶）的装量均未超出允许装量范围（$\overline{m} \pm \overline{m} \times$ 装量差异限度）者；或与平均装量相比较（无含量测定的颗粒剂，应与标示装量相比较），均未超出装量差异限度者；或超出装量差异限度的颗粒剂不多于 2 袋（瓶），且均未超出限度的 1 倍，均判定为符合规定。

2）每袋（瓶）的装量与平均装量相比较（无含量测定的颗粒剂，应与标示装量相比较），超出装量差异限度的颗粒剂多于 2 袋（瓶）者；或超出装量差异限度的颗粒剂虽不多于 2 袋（瓶），但有 1 袋（瓶）超出限度的 1 倍，均判定为不符合规定。

注意事项

实验过程中应避免用手直接接触供试品的内容物。

【思考题】

药典规定进行装量差异检查的主要剂型有哪些？

二、干燥失重检查

干燥失重系指药品在规定的条件下，经干燥后所减失重量的百分率。减失的重量主要是水分、结晶水及其他挥发性物质（如乙醇）。由减失的重量和取样量计算供试品的干燥失重。

《中国药典》2015 版四部 0831 收载的干燥失重测定法包括常压恒温干燥法（烘箱干燥法）、恒温减压干燥法及干燥器干燥法。常压恒温干燥法适用于熔点较高、对热稳定的药品，一般采用 105℃加热；恒温减压干燥法适用于熔点低、受热较不稳定或其水分较难除尽的药品；干燥器干燥法适用于受热易分解或升华的药物，减压有助于除去水分与挥发性物质。

■ 标准操作方法

1. 取样　颗粒剂（如为较大结晶，迅速捣碎成 2mm 以下小颗粒）取约 1.0g 或各品种项下所规定的重量、干混悬剂取约 1.0g、散剂取约 1.0g 或各品种项下规定的重量，置于与供试品相同干燥条件下干燥至恒重的扁形称量瓶中，颗粒剂、散剂平铺厚度不可超过 5mm（如为疏松物质，厚度不得超过 10mm），干混悬剂平铺厚度不可超过 10mm，混合均匀，精密称定。干燥失重在 1.0% 以下的品种可只做 1 份，干燥失重在 1.0% 以上的品种应同时做平行实验 2 份。恒重系指除另有规定外，连续两次干燥后称重的差异在 0.3mg 以下的重量。

2. 干燥　除在药典品种项下另有规定外，含糖颗粒应在 80℃减压干燥，含糖干混悬剂应在 60℃减压（压力在 2.67kPa 以下）干燥，其余均应在 105℃干燥。干燥时应将称量瓶盖取下，置于称量瓶旁，或将瓶盖半开，取出时须将瓶盖盖好。

3. 称重　首次干燥 2~3 小时，取出称量瓶，置干燥器中放冷至室温（一般需 30~60 分钟），精密称定重量，再干燥 1 小时后取出称量瓶，置干燥器中放冷至室温，再精密称定重量。重复上述操作，直至恒重。

【仪器操作规程】

同"一、重量差异（装量差异）检查"。

实验七　颗粒剂干燥失重检查

【目的】

（1）掌握电子天平直接称量的方法。
（2）掌握颗粒剂干燥失重的检查方法及判断方法。

【原理】

将供试品置于已干燥至恒重的扁形称量瓶中，精密称定，于烘箱内在规定温度下干燥至恒重，由减失的重量和取样量计算供试品的干燥失重。

【仪器与试剂】

1. 仪器　电子天平（感量 0.1mg）、烘箱（最高温度 300℃，控温精度 ±1℃）、恒温减压干燥箱、普通干燥器、扁形称量瓶、真空泵。

2. 试剂　颗粒剂若干、干燥剂（常用干燥剂为无水氯化钙、硅胶或五氧化二磷，恒温减压干燥箱中常用干燥剂为五氧化二磷。干燥剂应保持在有效状态，变色硅胶应显蓝色，五氧化二磷应呈粉末状，如表面呈结皮现象时应除去结皮物，无水氯化钙应呈块状。）

【方法】

（1）将洁净的扁形称量瓶连同敞开的玻璃盖在温度升至 105℃并达到平衡的烘箱中干燥 3 小时，当温度降至 70~80℃时，取出称量瓶并盖好盖子，放入干燥器内，放冷至室温（一般需 30~60 分钟），精密称定其重量。用同样的方法继续干燥 1 小时后，重复操作，称定重量，直至恒重（恒重系指除另有规定外，连续两次干燥后称重的差异在 0.3mg 以下的重量）。

（2）取颗粒剂（如为较大结晶，迅速捣碎成 2mm 以下小颗粒）约 1.0g 或各品种项下所规定的重量，精密称定，记录供试品的重量。混合均匀后平铺在已干燥至恒重的扁形称量瓶中，厚度不可超过 5mm（如为疏松物质，厚度不可超过 10mm），精密称定，记录供试品和称量瓶的重量。干燥失重在 1.0%以下的品种可只做 1 份，干燥失重在 1.0%以上的品种应同时做平行实验 2 份。

（3）将盛有供试品的扁形称量瓶置于温度升至 105℃并达到平衡的烘箱中，烘箱的温度计水银柱应在扁形称量瓶旁边，并将对应的瓶盖取下，置称量瓶旁，或将瓶盖半开进行干燥。控制烘箱的温度为 105℃ ±1℃。

（4）继续干燥 3 小时后，当温度降至 70~80℃时，将扁形称量瓶盖好，取出，放入干燥器内，放冷至室温（一般需 30~60 分钟），精密称定供试品和称量瓶的总重。

（5）继续在 105℃ ±1℃的条件下干燥 1 小时，重复上述操作，称定重量，直至恒重。精密称定并记录供试品和称量瓶的总重。

（6）除在药典品种项下另有规定外，含糖颗粒应在 80℃减压干燥，其余均应在 105℃干燥。

【结果】

（1）记录干燥时的温度、压力、干燥剂种类、干燥和放冷至室温的时间、称量及恒重数据、计算和结果等。

（2）计算方法如下。

$$干燥失重（\%）=\frac{W_1+W_2-W_3}{W_1}\times100\%（有效数字的位数应与标准中的规定一致）$$

式中，W_1 为供试品的重量（g）；W_2 为称量瓶恒重的重量（g）；W_3 为（称量瓶+供试品）干燥至恒重的重量（g）。

（3）结果判定。除另有规定外，减失重量不得超过 2.0%。

注意事项

（1）供试品如未达到规定的干燥温度即发生融化，应先将供试品在低于熔点 5~10℃的温度下干燥至大部分水分被除去，再按规定条件进行干燥。

（2）装有供试品的称量瓶应尽量置于温度计附近，以免因烘箱内温度不均匀产生温度误差。测定干燥失重时，常遇几个供试品同时进行干燥的情况，因此称量瓶（包括瓶盖）宜先用适宜的方法编码标记，以免混淆；称量瓶放入烘箱内的位置以及取出冷却和称量的顺序，应前后一致，则较易获得恒重。供试品开启后，应快速称量，尽量避免吸潮。

（3）干燥至恒重的第二次及以后多次称量时，均应在规定条件下继续干燥 1 小时后进行。

（4）设定烘箱温度时，应注意加热温度有冲高现象（尤其是干燥温度较低时），必要时可先设定至略低于规定的温度，待温度稳定后再调高至规定温度，也可借助程序升温方法。采用烘箱和恒温减压干燥箱干燥时，待温度升至规定值并达到平衡后，再放入供试品，按规定条件进行干燥，同时记录干燥开始的时间。

（5）当用减压干燥器（通常为室温）或恒温减压干燥器（温度应按各品种项下的规定设置。生物制品除另有规定外，干燥温度为 60℃）时，除另有规定外，压力应在 2.67kPa（20mmHg）以下。减压干燥时宜选用单层玻璃盖的称量瓶，如玻璃盖为双层中空，减压时切勿将称量瓶盖放入减压干燥箱内，应放在另一普通干燥器内。减压干燥器内部为负压，开启前应注意缓缓旋开进气阀，使干燥空气进入，并避免气流吹散供试品。

（6）初次使用新的减压干燥器时，应先用厚布将外部包好，再进行减压，以防干燥器破碎伤人。

（7）称定扁形称量瓶和供试品以及干燥后的恒重，均应准确至 0.1mg 位。

【思考题】

干燥失重有几种检查方法？每种检查方法适用于哪些药物？

实验八　干混悬剂干燥失重检查

干混悬剂的干燥失重，系指在规定的条件下干燥后所减重量的百分率。

【目的】

（1）掌握电子天平直接称量的方法。

（2）掌握干混悬剂干燥失重的检查方法及判断方法。

【原理】

同"二、干燥失重检查"中"实验七　颗粒剂干燥失重检查"。

【仪器与试剂】

1. 仪器　电子天平（感量 0.1mg）、烘箱（最高温度 300℃，控温精度 ±1℃）、恒温减压干燥箱、普通干燥器、扁形称量瓶、真空泵。

2. 试剂　干混悬剂若干、干燥剂（常用干燥剂为硅胶或五氧化二磷，恒温减压干燥箱中常用的干燥剂为五氧化二磷。干燥剂应保持在有效状态，变色硅胶应显蓝色，五氧化二磷应呈粉末状，如表面呈结皮现象时应除去结皮物。）

【方法】

（1）将洁净的扁形称量瓶连同敞开的玻璃盖在温度升至 105℃并达到平衡的烘箱中干燥 3 小时，当温度降至 70~80℃时，取出并盖好盖子，放入干燥器内，放冷至室温（一般需 30~60 分钟），精密称定其重量。用同样方法继续干燥 1 小时后，重复操作，称定重量，直至恒重（恒重系指除另有规定外，连续两次干燥后称重的差异在 0.3mg 以下的重量）。

（2）取干混悬剂约 1g，精密称定，记录供试品的重量。混合均匀后平铺在已干燥至恒重的扁形称量瓶中，厚度不可超过 10mm，精密称定，记录供试品和称量瓶的重量。干燥失重在 1.0% 以下的品种可只做 1 份，干燥失重在 1.0% 以上的品种应同时做平行实验 2 份。

（3）将盛有供试品的扁形称量瓶置于温度升至 105℃并达到平衡的烘箱中，烘箱的温度计水银柱应在扁形称量瓶旁边，并将对应的瓶盖取下，置称量瓶旁，或将瓶盖半开进行干燥。控制烘箱的温度为 105℃ ±1℃。

（4）继续干燥 3 小时后，当温度降至 70~80℃时，将扁形称量瓶盖好，取出，放入干燥器内，放冷至室温（一般需 30~60 分钟），精密称定供试品和称量瓶的总重。

（5）继续在 105℃ ±1℃干燥 1 小时后，重复操作，称定重量，直至恒重。精密称定并记录供试品和称量瓶的总重。

（6）除在药典品种项下另有规定外，含糖干混悬剂应在 60℃减压（压力在 2.67kPa 以下）干燥，其余均应在 105℃干燥。

【结果】

（1）记录干燥时的温度、压力、干燥剂、干燥时间和放冷至室温的时间、称量及恒重数据、计算和结果等。

（2）计算方法如下。

$$干燥失重（\%）= \frac{W_1 + W_2 - W_3}{W_1} \times 100\%（有效数字的位数应与标准中的规定一致）$$

式中，W_1 为供试品的重量（g）；W_2 为称量瓶恒重的重量（g）；W_3 为（称量瓶 + 供试品）干燥至恒重的重量（g）。

（3）结果判定。除另有规定外，干混悬剂的减失重量不得超过 2.0%。

注意事项

如干燥过程中出现严重变色现象，则宜改用 60℃减压干燥。

【思考题】

干燥失重检查的操作有哪些注意事项？

实验九　散剂干燥失重检查

散剂的干燥失重，系指在规定的条件下干燥后所减重量的百分率。

干燥失重检查的目的在于控制散剂在生产中或贮存期间引入的水分，以保证其干燥、疏松的外观性状及其稳定性。

【目的】

（1）掌握电子天平直接称量的方法。

（2）掌握散剂干燥失重的检查方法及判断方法。

【原理】

同"二、干燥失重检查"中"实验七　颗粒剂干燥失重检查"。

【仪器与试剂】

1. 仪器　电子天平（感量 0.1mg）、烘箱（最高温度 300℃，控温精度 ±1℃）、普通干燥器、扁形称量瓶。

2. 试剂　散剂若干、干燥剂（常用干燥剂为硅胶或五氧化二磷，恒温减压干燥箱中常用的干燥剂为五氧化二磷。干燥剂应保持在有效状态，变色硅胶应显蓝色，五氧化二磷应呈粉末状，如表面呈结皮现象时应除去结皮物。）

【方法】

（1）将洁净的扁形称量瓶连同敞开的玻璃盖在温度升至 105℃并达到平衡的烘箱中干燥 3 小时，当温度降至 70~80℃时，取出并盖好盖子，放入干燥器内，放冷至室温（一般需 30~60 分钟），精密称定其重量。用同样方法继续干燥 1 小时后，重复操作，称定重量，直至恒重（恒重系指除另有规定外，连续两次干燥后称重的差异在 0.3mg 以下的重量）。

（2）取散剂约 1.0g 或各品种项下所规定的重量，精密称定，记录供试品的重量。混合均匀后平铺在已干燥至恒重的扁形称量瓶中，厚度不可超过 5mm（如为疏松物质，厚度不可超过 10mm），精密称定，记录供试品和称量瓶的重量。干燥失重在 1.0% 以下的品种可只做 1 份，干燥失重在 1.0% 以上的品种应同时做平行实验 2 份。

（3）将盛有供试品的扁形称量瓶置于温度升至 105℃并达到平衡的烘箱中，烘箱的温度计水银柱应在扁形称量瓶旁边，并将对应的瓶盖取下，置称量瓶旁，或将瓶盖半开进行干燥。控制烘箱的温度为 105℃ ±1℃。

（4）继续干燥 3 小时后，当温度降至 70~80℃时，将扁形称量瓶盖好，取出，放入干燥器内，放冷至室温（一般需 30~60 分钟），精密称定供试品和称量瓶的总重。

（5）继续在 105℃ ±1℃干燥 1 小时后，重复操作，称定重量，直至恒重。精密称定并记录供试品和称量瓶的总重。

【结果】

（1）记录干燥时的温度、干燥时间和放冷至室温的时间、每次称量及恒重数据、计算和结果等。

（2）计算方法如下。

$$干燥失重（\%）=\frac{W_1+W_2-W_3}{W_1}\times100\%（有效数字的位数应与标准中的规定一致）$$

式中，W_1 为供试品的重量（g）；W_2 为称量瓶恒重的重量（g）；W_3 为（称量瓶 + 供试品）干燥至恒重的重量（g）。

（3）结果判定。除另有规定外，散剂的减失重量不得超过 2.0%。

注意事项

干燥器中的干燥剂应保持在有效状态。重复操作中，在干燥器内放冷至室温的时间应保持一致。

【思考题】

干燥失重检查中常用的干燥剂有哪些？

三、水分含量检查（烘干法）

水分测定法是用于测定药物中的水分含量。《中国药典》2015 版四部 0832 收载的水分测定法包括费休法、烘干法、减压干燥法、甲苯法和气相色谱法。费休法常用于测定物质中的微量水分，能准确测定水分并适用于遇热易被破坏的药品；烘干法适用于不含或少含挥发性成分的药品；减压干燥法适用于含有挥发性成分的贵重药品；甲苯法适用于含有挥发性成分的药品；气相色谱法适用于各类型中药制剂中微量水分的精密测定。本书这部分介绍的是烘干法。烘干法系指测定供试品在规定的条件下（100~105℃）经干燥后所减失的重量（主要是水分，也包括少量其他挥发性物质），根据减失的重量和取样量计算供试品水分含量的方法。

▊ 标准操作方法

1. 扁形称量瓶的恒重　取洁净的称量瓶，置烘箱内在 100~105℃下干燥数小时（一般 2 小时以上），取出，置干燥器内，室温下冷却 30 分钟，精密称定其重量。再在上述条件下干燥 1 小时，取出，置干燥器中，室温下冷却 30 分钟，精密称定其重量，至连续两次干燥后称重的差异在 0.3mg 以下为止。

2. 取样　取供试品 2~5g，平铺于干燥至恒重的扁形称量瓶中，厚度不超过 5mm，疏松供试品不超过 10mm，精密称定，应同时做平行实验 2 份。

3. 干燥、称重　开启瓶盖，在 100~105℃下干燥 5 小时。干燥时，应将瓶盖取下，置称量瓶旁，或将瓶盖半开。干燥 5 小时后，将瓶盖盖好，取出称量瓶，置干燥器中，室温下冷却 30 分钟，精密称定重量。

4. 恒重　再在上述条件下干燥 1 小时后取出称量瓶，置干燥器中，室温下冷却 30 分钟，精密称定重量，至连续两次称重的差异不超过 5mg 为止。

5. 计算　根据减失的重量，计算供试品中含水量。

$$含水量（\%）=\frac{W_1+W_2-W_3}{W_1}\times100\%（有效数字的位数应与标准中的规定一致）$$

式中，W_1 为供试品的重量（g）；W_2 为称量瓶恒重的重量（g）；W_3 为（称量瓶 + 供试品）干燥至恒重的重量（g）。

【仪器操作方法】

同"一、重量差异（装量差异）检查"。

实验十　散剂的烘干法水分测定

【目的】

（1）掌握电子天平直接称量的方法。

（2）掌握散剂的烘干法水分测定及判定方法。

【原理】

将供试品置于已干燥至恒重的称量瓶中，精密称定，于烘箱内在 100~105℃下干燥至恒重，由减失的重量和取样量计算供试品的水分含量。

【仪器与试剂】

1. 仪器　电子天平（感量 0.1mg）、烘箱（控温精度 ±1℃）、干燥器（普通）、扁形称量瓶。

2. 试剂　散剂若干、干燥剂（常用干燥剂为无水氯化钙、硅胶或五氧化二磷，干燥剂应保持在有效状态，变色硅胶应显蓝色，五氧化二磷应呈粉末状，如表面呈结皮现象时应除去结皮物，无水氯化钙应呈块状。）

【方法】

（1）扁形称量瓶的恒重。取洁净的称量瓶，置烘箱内在 100~105℃下干燥数小时（一般 2 小时以上），取出，置干燥器内，室温下冷却 30 分钟，精密称定其重量。

再在上述条件下干燥 1 小时,取出,置干燥器中,室温下冷却 30 分钟,精密称定其重量,至连续两次干燥后称重的差异在 0.3mg 以下为止。

（2）取样。取散剂约 5g,精密称定,记录供试品的重量。平铺于已干燥至恒重的扁形称量瓶中,厚度不可超过 5mm。同时做平行实验 2 份。

（3）干燥、称重。将盛有供试品的扁形称量瓶置于温度升至 105℃并达到平衡的烘箱中,烘箱的温度计水银柱应在扁形称量瓶旁边,并将对应的瓶盖取下,置称量瓶旁,或将瓶盖半开进行干燥。控制烘箱的温度为 105℃ ±1℃。继续干燥 5 小时后,当温度降至 70~80℃时,将扁形称量瓶盖好,取出,放入干燥器内,放冷至室温,精密称定供试品和称量瓶的总重。

（4）恒重。继续在 105℃下干燥 1 小时后,取出称量瓶,置干燥器中室温下冷却30 分钟,精密称定重量,至连续两次称重的差异不超过 5mg 为止。

【结果】

（1）记录干燥时的温度、干燥剂的种类、干燥和放冷至室温的时间、称量及恒重数据、计算和结果等。

（2）计算含水量。

$$含水量（\%）= \frac{W_1 + W_2 - W_3}{W_1} \times 100\% （有效数字的位数应与标准中规定的一致）$$

式中,W_1 为供试品的重量（g）;W_2 为称量瓶恒重的重量（g）;W_3 为（称量瓶 + 供试品）干燥至恒重的重量（g）。

（3）结果判定。含水量小于或等于限度时判定为符合规定,含水量大于限度时判定为不符合规定。

注意事项

（1）测定前,称量瓶应清洗干净,干燥至恒重（连续两次干燥后,称重的差异在 0.3mg 以下）。

（2）使用厚纸条或戴称量手套移动称量瓶,不得徒手操作。

（3）干燥剂应保持在有效状态。

（4）供试品干燥时,应将称量瓶置于干燥箱温度计水银球附近。

（5）干燥箱工作时,实验人员不得离开,应随时监控温度的变化情况,以免温度过高,烧毁供试品或引起其他事故。

（6）进行水分含量检查的供试品一般要破碎成直径不超过 3mm 的颗粒或碎片，破碎时不得使用高速粉碎机。采用减压干燥法时需先过二号筛。

（7）用烘干法测定水分时，往往有几个供试品同时进行测定，因此称量瓶宜先用适宜的方法编码标记，瓶与瓶盖的编码一致；称量瓶放入烘箱的位置以及取出冷却、称重的顺序应前后一致，以便于恒重。

实验十一　白芍的水分检查

【目的】

（1）掌握电子天平直接称量的方法。

（2）掌握白芍的水分测定及判定方法。

【原理】

将供试品置于已干燥至恒重的称量瓶中，精密称定，于烘箱内在 100~105℃下干燥至恒重，由减失的重量和取样量计算供试品的水分含量。

【仪器与试剂】

1. 仪器　电子天平（感量 0.1mg）、烘箱（控温精度 ±1℃）、干燥器（普通）、扁形称量瓶。

2. 试剂　白芍、干燥剂（常用干燥剂为无水氯化钙、硅胶或五氧化二磷，干燥剂应保持在有效状态，变色硅胶应显蓝色，五氧化二磷应呈粉末状，如表面呈结皮现象时应除去结皮物，无水氯化钙应呈块状。）

【方法】

（1）扁形称量瓶的恒重。取洁净的称量瓶，置烘箱内在 100~105℃下干燥数小时（一般 2 小时以上），取出，置干燥器内，室温下冷却 30 分钟，精密称定其重量。再在上述条件下干燥 1 小时，取出，置干燥器中，室温下冷却 30 分钟，精密称定其重量，至连续两次干燥后称重的差异在 0.3mg 以下为止。

（2）取样。取白芍约 2g，精密称定，记录供试品的重量。平铺于已干燥至恒重的扁形称量瓶中，厚度不可超过 5mm。同时做平行实验 2 份。

（3）干燥、称重。将盛有供试品的扁形称量瓶置于温度升至 105℃并达到平衡的烘箱中，烘箱的温度计水银柱应在扁形称量瓶旁边，并将对应的瓶盖取下，置称量瓶旁，或将瓶盖半开进行干燥。控制烘箱的温度为 105℃ ±1℃。继续干燥 5 小时后，当温度降至 70~80℃时，将扁形称量瓶盖好，取出，放入干燥器内，放冷至室温，精密称定供试品和称量瓶的总重。

（4）恒重。继续在 105℃下干燥 1 小时后，取出称量瓶，置干燥器中，室温下冷却 30 分钟，精密称定重量，至连续两次称重的差异不超过 5mg 为止。

【结果】

（1）记录干燥时的温度、干燥剂的种类、干燥和放冷至室温的时间、称量及恒重数据、计算和结果等。

（2）计算含水量。

$$含水量（\%）= \frac{W_1 + W_2 - W_3}{W_1} \times 100\%（有效数字的位数应与标准中的规定一致）$$

式中，W_1 为供试品的重量（g）；W_2 为称量瓶恒重的重量（g）；W_3 为（称量瓶 + 供试品）干燥至恒重的重量（g）。

（3）结果判定。含水量小于或等于 14.0% 时判定为符合规定，含水量大于 14.0% 时判定为不符合规定。

四、灰分检查

灰分检查包括总灰分检查和酸不溶性灰分检查。

中药经粉碎后加热，高温炽灼至灰化，其细胞组织及其内含物中的有机物会全部氧化分解成二氧化碳、水等逸出，所剩非挥发性物质（主要是各种盐类）则成为灰烬而残留，由此所得灰分为生理灰分，即总灰分。同一种中药材或制剂，在无外来掺杂物（泥土、砂石等）时，一般都有一定的总灰分含量范围。在此范围内的总灰分不属于杂质，但如果总灰分超过限度范围，则说明有泥砂等外来杂质掺入。因此，测定总灰分对于保证制剂品质和洁净度有着重要意义。

总灰分加盐酸处理，得到的不溶于盐酸的灰分称为酸不溶性灰分。由于草酸钙等生理灰分可溶于稀盐酸，而泥砂（主要是硅酸盐）等外来无机杂质难溶于稀盐酸。因此，对于那些生理灰分本身差异较大，特别是组织中含草酸钙较多的中药，酸不溶性灰分更能准确表明其中泥砂等外来杂质的掺杂程度。

■ 标准操作方法

1. 总灰分测定法

（1）空坩埚的恒重。取洁净坩埚置高温炉内，将坩埚盖斜盖于坩埚上，加热至500~600℃炽灼数小时（和供试品炽灼时间相同），停止加热，待高温炉温度冷却至约300℃，取出坩埚，置适宜的干燥器内，盖好坩埚盖，放冷至室温（一般约需60分钟），称定坩埚重量（准确至0.01g）。再在同样条件下重复操作直至恒重（恒重系指除另有规定外，连续两次干燥后称重的差异在0.3mg以下的重量），备用。

（2）称取供试品。测定用的供试品须粉碎，使之能通过二号筛，混合均匀后，取供试品2~3g（如需测定酸不溶性灰分，可取供试品3~5g），置于已炽灼至恒重的坩埚中，称定重量（准确至0.01g）。同时做平行实验2份。

（3）炭化。将盛有供试品的坩埚置电炉上缓缓灼烧（应避免供试品受热后骤然膨胀或燃烧而逸出），炽灼至供试品全部炭化呈黑色并不再冒烟（以上操作应在通风柜内进行）。

（4）灰化。将坩埚置高温炉内，坩埚盖斜盖于坩埚上，在500~600℃炽灼数小时，使供试品完全灰化。

（5）恒重。按"（1）"中自"停止加热，待高温炉……"起的方法进行操作，直至恒重。

（6）计算。根据残渣重量计算供试品中总灰分的含量。

$$总灰分（\%）= \frac{炽灼后残渣的重量}{炽灼前供试品的重量} \times 100\%$$

2. 酸不溶性灰分测定法

（1）总灰分的处理。取上项所得的灰分，在坩埚中小心加入稀盐酸约10ml，用表面皿覆盖坩埚，置水浴上加热10分钟，表面皿用5ml热水冲洗，洗液并入坩埚中，用无灰滤纸滤过，坩埚内的残渣用水洗至滤纸上，并洗涤至洗液不显氯化物反应为止。滤渣连同滤纸移至同一坩埚中，干燥。根据残渣重量计算供试品中酸不溶性灰分的含量。

（2）再灰化。将坩埚置高温炉内，坩埚盖斜盖于坩埚上，在500~600℃炽灼数小时，使供试品完全灰化。

（3）恒重。同"总灰分测定法"中的恒重。

（4）计算。根据残渣重量计算供试品中酸不溶性灰分的含量。

$$酸不溶性灰分（\%）=\frac{酸不溶性残渣的重量}{炽灼前残渣的重量}\times100\%$$

【仪器操作方法】

同"一、重量差异（装量差异）检查"。

实验十二　白芍的灰分检查

【目的】

（1）掌握电子天平直接称量的方法。

（2）掌握白芍的灰分检查及判定方法。

【原理】

供试品在 500~600℃下高温炽灼，使其中有机物质完全分解、逸出，而无机成分生成灰分残渣，根据残渣重量计算供试品中总灰分的含量。

【仪器与试剂】

1.仪器　标准筛、电子天平（感量 1mg）、马弗炉、干燥器（普通）、坩埚、电炉。

2.试剂　变色硅胶、10% 硝酸铵溶液。

【方法】

（1）空坩埚的恒重。取洁净坩埚置高温炉内，将坩埚盖斜盖于坩埚上，加热至 600℃炽灼 3 小时，停止加热，待高温炉温度冷却至约 300℃，取出坩埚，置适宜的干燥器内，盖好坩埚盖，放冷至室温（一般约需 60 分钟），称定坩埚重量（准确至 0.01g）。再在同样条件下重复操作直至恒重（恒重系指除另有规定外，连续两次干燥后称重的差异在 0.3mg 以下的重量），备用。

（2）称取供试品。白芍粉碎，使其能通过二号筛，混合均匀后，取供试品 2g，置于已炽灼至恒重的坩埚中，称定重量（准确至 0.01g）。同时做平行实验 2 份。

（3）炭化。将盛有白芍的坩埚置电炉上缓缓灼烧（应避免供试品受热后骤然膨胀或燃烧而逸出），炽灼至供试品全部炭化呈黑色并不再冒烟（以上操作应在通风柜内进行）。

（4）灰化。将坩埚置高温炉内，坩埚盖斜盖于坩埚上，在 500~600℃炽灼 3 小时，使供试品完全灰化。

（5）恒重。按"（1）"自"停止加热，待高温炉……"起的方法操作，直至恒重。

【结果】

（1）记录供试品的取用量、炽灼时的温度、时间、坩埚及残渣的恒重数据、计算和结果等。

（2）计算总灰分。

$$总灰分（\%）=\frac{炽灼后残渣的重量}{炽灼前供试品的重量}\times100\%$$

（3）结果判定。总灰分小于或等于 4.0% 时判定为符合规定，总灰分大于 4.0% 时判定为不符合规定。

注意事项

（1）测定前，坩埚应清洗干净并干燥至恒重（连续两次干燥后称重的差异在 0.3mg 以下）。

（2）使用厚纸条或坩埚钳移动坩埚，不得徒手操作。

（3）高温炉要严格按操作规程操作。

（4）如供试品不易灰化，可将坩埚放冷，加热水或 10% 硝酸铵溶液 2ml，使残渣湿润，然后置水浴上蒸干，残渣照前法炽灼，至坩埚内容物完全灰化。

（5）炽灼操作时，实验人员不得离去，并注意防止供试品燃烧或引起其他事故。

（6）坩埚应编码标记，盖子与坩埚应编码一致；从高温炉中取出时的温度、先后次序、在干燥器内的冷却时间以及称重顺序应前后一致；同一干燥器内同时放置的坩埚最好不超过 4 个，否则不易达到恒重。

（7）坩埚放冷后，干燥器内易形成负压，应小心开启干燥器，以免吹散坩埚内的轻质残渣。

第三节 滴定分析操作技能训练

滴定分析特别适于常量组分的分析，其优点是所用仪器简单、操作简便、测定快速、方法耐用性高、结果准确、相对误差可以达到 0.2% 以下，缺点是不够灵敏和专属性差。一般适用于主成分含量较高的试样分析。

滴定分析法亦称容量分析法，是将已知浓度的滴定液（标准物质溶液）由滴定管滴加到被测药物的溶液中，直至滴定液与被测药物反应完全（通过适当方法指示滴定终点），根据滴定液的浓度和被消耗的体积，按化学计量关系计算被测药物的含量。

不是所有的化学反应都适于滴定分析，适于滴定分析的化学反应必须具备下列条件：①反应必须按照化学反应方程式定量完成，反应完全程度要达到99.9%以上；②反应必须迅速完成（可采取加热或使用催化剂等方法加速反应）；③无副反应发生，即共存组分不干扰主反应或可用其他方法消除其干扰；④有较简便的方法确定终点。

当滴定液与被测药物反应完全时，反应达到化学计量点。在进行滴定分析时，当反应达到化学计量点时应停止滴定，并准确获取滴定液被消耗的体积。在滴定过程中，反应体系常无外观变化，必须借助适当的方法指示化学计量点。最常用的方法是借助指示剂的颜色或电子设备的电流或电压变化来判断化学计量点。滴定终点与化学计量点不一定完全相符，由此产生的误差称为滴定误差或终点误差。

药物分析中应用较多的滴定分析方法主要有酸碱滴定法、沉淀滴定法、配位滴定法、氧化还原滴定法、非水溶液滴定法、电位滴定法和永停滴定法。

一、酸碱滴定法

酸碱滴定法是以酸碱中和反应为基础的滴定分析方法，亦称中和滴定法。酸碱滴定法是药物定量分析中应用最为广泛的滴定方法之一，主要用于测定无机酸、碱和有机酸、碱以及能和酸、碱直接或间接发生反应的物质。用碱滴定液测定酸类物质的中和法称为酸量法，用酸滴定液测定碱类物质的中和法称为碱量法。

根据滴定方法的不同，酸碱滴定法可分为直接滴定法和剩余滴定法。

1. 直接滴定法　$C \cdot K \geq 10^{-8}$ 的酸、碱均可以在水溶液中进行直接滴定，即精密称取一定量的供试品于锥形瓶中，加水使其溶解，加适宜的指示剂数滴，用酸或碱滴定液滴定至终点，根据所消耗的酸或碱滴定液的体积计算出待测物质含量。含量计算公式如下。

$$含量（\%）= \frac{V \times T}{W} \times 100\%$$

式中，V 为消耗滴定液的体积（ml）；T 为滴定度（g/ml）；W 为供试品取用量（g）。

《中国药典》中给出的滴定度（T）指的是规定摩尔浓度下的滴定度，但在实际操作中，所配制的滴定液的摩尔浓度与《中国药典》中规定的摩尔浓度不一定完全一致，此时就需要用浓度校正因子（F）将其换算成实际的滴定度（T'）。

$$F = \frac{实际摩尔浓度}{规定摩尔浓度}$$

$$T' = T \times F$$

式中，T' 为实际滴定度（g/ml）；T 为滴定度（g/ml）；F 为浓度校正因子。被测药物的百分含量可由下式求得。

$$含量（\%）= \frac{V \times T'}{W} \times 100\% = \frac{V \times T \times F}{W} \times 100\%$$

式中，V 为消耗滴定液的体积（ml）；T 为滴定度（g/ml）；T' 为实际的滴定度（g/ml）；F 为浓度校正因子；W 为供试品取用量（g）。

2. 剩余滴定法　对于难溶于水或不能使用直接滴定法进行滴定的酸性或碱性药物，可采用剩余滴定法，即精密称取一定量供试品于锥形瓶中，加适宜的溶剂溶解，精密加入定量且过量的碱或酸滴定液 A，使其与被测药物反应，待此反应进行完全后，加指示剂数滴，然后用酸或碱滴定液 B 滴定锥形瓶中剩余的滴定液 A 至终点，根据所消耗的酸或碱滴定液的体积计算出待测物质的含量。

该法常需要进行空白实验校正，计算公式如下。

$$含量（\%）= \frac{(V_0 - V_B) \times T \times F}{W} \times 100\%$$

式中，V_0 为空白实验消耗滴定液 B 的体积（ml）；V_B 为样品测定实验消耗滴定液 B 的体积（ml）；T 为滴定度（g/ml）；F 为滴定液浓度校正因子；W 为供试品取样量（g）。

酸碱滴定法需在常温下进行，当用浓酸配制滴定液或试液时，应将浓酸缓缓倒入纯化水中，边倒边搅拌，严禁将水倒入浓酸中。指示剂的使用是本法操作的关键，所用指示剂的变色范围必须在滴定突跃范围内，并按药典规定量加入，相对误差不得超过 0.2%。

标准操作方法

1. 直接滴定法

（1）标准溶液的配制。取配制滴定液的固体样品适量或一定体积液体样品，加入溶剂溶解并稀释至 1000ml，摇匀。

（2）标准溶液的标定。取 3 份干燥至恒重的基准物质适量，精密称定，加一定体积的水或其他试剂使其溶解，加指示剂数滴，用标准溶液滴定至指示剂显色或变色。根据标准溶液的消耗量与基准物质的取用量算出标准溶液的浓度，平行操作 3 次，取平均值即为标准溶液的浓度。

（3）分析试样的制备。用分析天平精密称取固体试样3份，或用吸量管精密量取液体试样3份，分别置于3个锥形瓶中，各加入适量的蒸馏水或其他溶剂将其溶解或稀释，摇匀，加入指示剂数滴。

（4）试样的测定。根据滴定液的酸碱性选择滴定管的类型，将标准溶液加入洁净、不漏液的滴定管中，排气泡并将液面调整到"0"或"0"以下某刻度。规范操作滴定管，边滴加边摇动锥形瓶，通过指示剂颜色的变化指示终点。

2. 剩余滴定法

（1）标准溶液的配制。配制标准溶液A和B，配制方法同直接滴定法。

（2）标准溶液的标定。采用相应的基准物质标定标准溶液A和B，标定方法同直接滴定法。

（3）分析试样的制备。同直接滴定法。

（4）试样的测定。在滴定前向供试品溶液中加入定量且过量的滴定液A，使其与被测药物反应完全，再用滴定液B回滴反应后剩余的滴定液A。为了减少误差，大多采用溶解样品的溶剂作为对照进行空白实验校正，滴定操作同直接滴定法。

实验十三　阿司匹林原料药的含量测定

【目的】

（1）掌握阿司匹林含量测定的原理。

（2）掌握酸碱滴定的操作方法。

（3）掌握原料药容量分析的含量计算方法。

【原理】

1. 药物　阿司匹林（Aspirin）

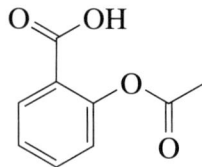

$C_9H_8O_4$　180.16

2. 原理　阿司匹林分子结构中具有游离羧基，可采用碱滴定液直接滴定。

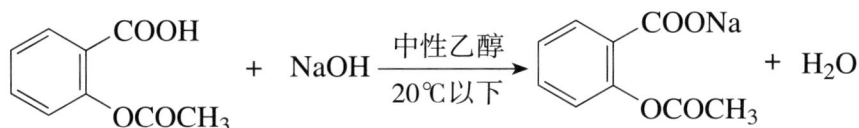

【仪器与试剂】

1. 仪器　25ml 滴定管、分析天平、锥形瓶、量筒、滴定装置。

2. 试剂　阿司匹林原料药、氢氧化钠滴定液（0.1mol/L）、酚酞指示剂、中性乙醇（对酚酞指示剂显中性）。

【方法】

《中国药典》2015 版规定，阿司匹林原料药按干燥品计算，含 $C_9H_8O_4$ 不得少于 99.5%。

取本品约 0.4g，精密称定，加 20ml 中性乙醇（对酚酞指示剂显中性）溶解后，加酚酞指示剂 3 滴，用氢氧化钠滴定液（0.1mol/L）滴定。每 1ml 氢氧化钠滴定液（0.1mol/L）相当于 18.02mg 的 $C_9H_8O_4$。

【结果】

（1）原始记录。记录阿司匹林的称取量和消耗氢氧化钠滴定液的体积。

（2）计算含量。计算阿司匹林原料药的含量，与药典的规定比较，判断是否合格。

注意事项

（1）滴定应在不断振摇下进行，以防止局部碱性过强而促进其水解。

（2）测定中为了防止因阿司匹林水解而导致的测定结果偏高，不能用水作溶剂，应采用乙醇溶解样品。

（3）本品是弱酸，用强碱滴定时，化学计量点偏碱性，故选用酚酞作指示剂。

【思考题】

1. 试述滴定为何要在中性乙醇中进行？

2. 当供试品中所含水杨酸超过规定限度时，能不能采用直接滴定法进行测定？

实验十四　二氧化硫残留量检查

二氧化硫残留量检查法常用于测定经硫黄熏蒸处理过的药材或饮片中二氧化硫的

残留量。用硫黄熏蒸中药材和饮片的过程中，单质硫生成二氧化硫，并与中药材中无机物反应生成亚硫酸盐。一般对药材中亚硫酸盐及其残留量的控制及监测均以二氧化硫计。

《中国药典》2015 版四部 2331 收载的检查法包括酸碱滴定法、气相色谱法、离子色谱法，可根据具体品种及情况选择适宜方法测定二氧化硫残留量。

【目的】

测定药材或饮片中二氧化硫的残留量。

【原理】

采用蒸馏法对中药材进行处理，样品中的亚硫酸盐系列物质加酸处理后转化为二氧化硫，随氮气流被带入到含有过氧化氢的吸收瓶中，过氧化氢将其氧化为硫酸根离子，采用酸碱滴定法测定并计算药材及饮片中的二氧化硫残留量。

【仪器与试剂】

1. 仪器　如图所示，A 为 1000ml 两颈圆底烧瓶；B 为竖式回流冷凝管；C 为分液漏斗（带刻度）；D 为氮气流入口；E 为二氧化硫气体导出口。另配磁力搅拌器、电热套、氮气源及气体流量计。

2. 试剂　6mol/L 盐酸、3% 过氧化氢溶液、甲基红乙醇溶液指示剂、0.01mol/L 氢氧化钠滴定液。

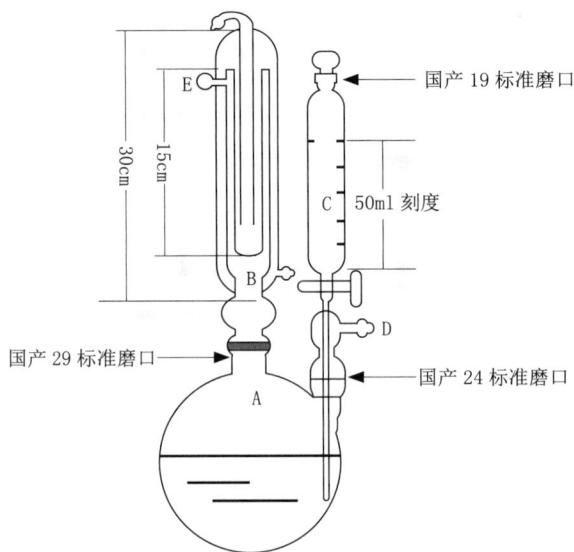

酸碱滴定法蒸馏仪器装置

【操作方法】

（1）取药材或饮片细粉约10g（如二氧化硫残留量较高，超过1000mg/kg，可适当减少取样量，但应不少于5g），精密称定，置于两颈圆底烧瓶中，加水300~400ml。

（2）打开回流冷凝管开关给水，将连接于冷凝管上端E口处的橡胶导气管置于100ml锥形瓶中，锥形瓶内加入3%过氧化氢溶液50ml作为吸收液（橡胶导气管的末端应在吸收液液面以下）。使用前，在吸收液中加入3滴甲基红乙醇溶液指示剂（2.5mg/ml），并用0.01mol/L氢氧化钠滴定液滴定至黄色（即终点，如果超过终点，则应舍弃该吸收溶液）。

（3）开通氮气，使用流量计调节气体流量至约0.2L/min；打开分液漏斗C的活塞，使10ml盐酸溶液（6mol/L）流入两颈圆底烧瓶，立即加热两颈圆底烧瓶内的溶液至沸，并保持微沸；烧瓶内溶液沸腾1.5小时后，停止加热；吸收液放冷后，置于磁力搅拌器上不断搅拌，用氢氧化钠滴定液（0.01mol/L）滴定至黄色持续20秒不褪，并将滴定结果用空白实验校正。

【结果】

（1）记录供试品溶液消耗氢氧化钠滴定液的体积、空白溶液消耗氢氧化钠滴定液的体积、氢氧化钠滴定液摩尔浓度和供试品的重量等。

（2）计算二氧化硫残留量。计算公式如下。

$$二氧化硫残留量（mg/kg）= \frac{(A-B)\times C\times 0.032\times 10^6}{W}$$

式中，A为供试品溶液消耗氢氧化钠滴定液的体积（ml）；B为空白溶液消耗氢氧化钠滴定液的体积（ml）；C为氢氧化钠滴定液摩尔浓度（mol/L）；0.032为与1ml氢氧化钠滴定液（1mol/L）相当的二氧化硫的质量（g）；W为供试品的重量（g）。

注意事项

在测定人参、西洋参、黄芪等皂苷含量较高的样品时，应缓缓加热至微沸或加入防泡剂，以防止泡沸。

【思考题】

为什么要加入甲基红乙醇溶液指示剂？

二、氧化还原滴定法

本法是以氧化还原反应为基础的滴定分析方法，滴定液可为氧化剂或还原剂。一般根据配制滴定液所用氧化剂的名称不同，将氧化还原滴定法分为碘量法、亚硝酸钠法、铈量法、重铬酸钾法、高锰酸钾法、溴酸钾法等。

1.**碘量法**　本法是利用碘（I_2）的氧化性和碘离子（I^-）的还原性进行容量分析的方法。根据滴定方式的不同，碘量法可分为直接碘量法和间接碘量法。

（1）直接碘量法。本法是以碘为滴定液直接滴定，可用淀粉指示剂指示终点或以碘为自身指示剂指示终点，主要用于测定具有较强还原性的药物。例如，用碘量法直接测定硫代硫酸钠及其注射液、乙酰半胱氨酸、维生素 C 等的含量。

（2）间接碘量法。间接碘量法又可以分为置换碘量法和剩余碘量法。

置换碘量法是在供试品溶液中加入碘化钾，供试品中的氧化剂可定量地将碘置换出来，所生成的碘用硫代硫酸钠滴定液进行滴定，主要适用于具有强氧化性药物的含量测定。例如，用置换碘量法测定枸橼酸铁铵等的含量。

剩余碘量法是在供试品溶液中先加入定量且过量的碘滴定液，与待测物质反应后，用硫代硫酸钠滴定液对剩余的碘进行滴定，适用于还原性相对较弱的药物的含量测定。例如，用剩余碘量法测定咖啡因、葡萄糖等的含量。

2.**亚硝酸钠滴定法**　本法是以亚硝酸钠为滴定液的氧化还原滴定法，适用于含有芳伯氨基或水解后能生成芳伯氨基的药物的含量测定，指示终点的方法有电位法、永停滴定法、外指示剂法和内指示剂法。《中国药典》2010 版均采用永停滴定法指示终点。

滴定方法：取供试品适量，精密称定，置于烧杯中，加 40ml 水和 15ml 盐酸溶液（1→2），置于电磁搅拌器上，搅拌使其充分溶解，再加溴化钾 2g。插入铂－铂电极后，将滴定管的尖端插入液面下约 2/3 处，在 15~20℃用亚硝酸钠滴定液（0.1mol/L 或 0.05mol/L）迅速滴定，随滴随搅拌，近终点时，将滴定管的尖端提离液面，用少量水淋洗尖端，洗液并入溶液中，继续缓缓滴定至电流计指针突然偏转并不再回复，即为滴定终点。

由于重氮化反应的速率受多种因素的影响，且亚硝酸钠滴定液及反应生成的重氮盐也不够稳定，所以在测定过程中应注意以下主要条件。

（1）滴定温度。可在 10~30℃条件下进行。

（2）反应速度。为了加快重氮化反应的速度，可向供试溶液中加入适量溴化钾。

（3）酸度。一般芳胺类药物与加入盐酸的质量之比为 1:（2.5~6）。

（4）滴定速度。滴定时应将滴定管尖端插入液面下约 2/3 处，将大部分亚硝酸钠滴定液在搅拌条件下一次性迅速加入，然后将滴定管尖端提离液面，用少量水淋洗尖端，再缓缓滴定。特别是在接近终点时，须在加入最后一滴滴定液后搅拌 1~5 分钟，再确定是否真正到达终点。

3. 铈量法 本法可用于具有还原性的药物的含量测定。硫酸铈的氧化性较高锰酸钾弱，不受制剂中淀粉、糖类的干扰，因此特别适合片剂、糖浆等制剂的测定。例如，《中国药典》2015 版中硫酸亚铁片的含量测定采用本法。

取本品约 10 片，置于 200ml 量瓶中，加 60ml 稀硫酸和适量新沸过的冷水，振摇使硫酸亚铁充分溶解，用新沸过的冷水稀释至刻度，摇匀，用干燥滤纸迅速滤过，精密量取续滤液 30ml，加邻二氮菲指示液数滴，立即用硫酸铈滴定液（0.1mol/L）滴定。每 1ml 硫酸铈滴定液（0.1mol/L）相当于 27.80mg 的 $FeSO_4 \cdot 7H_2O$。

■ 标准操作方法

具体操作见酸碱滴定标准操作方法。

操作方法中的差别有以下几点。

（1）其中亚硝酸钠滴定液的标定，用永停滴定法指示终点。

（2）重铬酸钾滴定液取基准重铬酸钾配制，无需标定。

（3）高锰酸钾滴定液和硫酸铈滴定液的标定过程中无需加指示剂。

实验十五　碘量法测定维生素 C 的含量

【目的】

（1）掌握碘量法的原理和操作方法。

（2）熟悉常用辅料对制剂含量测定的影响和排除影响的方法。

（3）熟悉药物制剂的含量计算方法。

【原理】

1. 药物　维生素 C（Vitamin C）

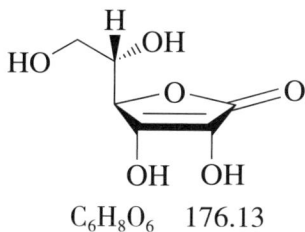

$C_6H_8O_6$　176.13

2. 原理　维生素 C 结构中的连二烯醇结构具有较强的还原性，在醋酸中可被碘定量氧化。以淀粉为指示剂，到达终点时溶液显蓝色。根据消耗的碘滴定液体积可计算出维生素 C 的含量，反应式如下。

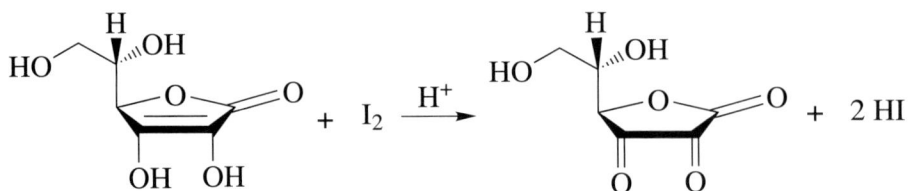

维生素 C 与碘滴定液的反应摩尔比为 1∶1。测定中，应加稀醋酸溶解维生素 C 片，过滤除去赋形剂的干扰后再测定。维生素 C 注射液测定时应加丙酮作为掩蔽剂，以消除稳定剂焦亚硫酸钠对测定的干扰。

【仪器与试剂】

1. 仪器　25ml 棕色滴定管、50ml 移液管、刻度吸管、碘量瓶、100ml 量瓶、滤纸、漏斗、滴定装置。

2. 试剂　碘滴定液（0.05mol/L）、稀醋酸、淀粉指示剂（临用新制）、丙酮、重铬酸钾基准物、固体硫代硫酸钠、维生素 C 原料药、维生素 C 片、维生素 C 注射液。

【方法】

（1）维生素 C 的含量测定。《中国药典》2015 版规定，维生素 C 原料药中含维生素 C（$C_6H_8O_6$）不得少于 99.0%。

测定法：取本品约 0.2g，精密称定，加新沸过的冷水 100ml 与稀醋酸 10ml 使其溶解，加淀粉指示剂 1ml，立即用碘滴定液（0.05mol/L）滴定至溶液显蓝色并在 30 秒内不褪。每 1ml 碘滴定液（0.05mol/L）相当于 8.806mg 的 $C_6H_8O_6$。

（2）维生素 C 片剂的含量测定。《中国药典》2015 版规定，维生素 C 片中含维生素 C（$C_6H_8O_6$）应为标示量的 93.0%~107.0%。

测定法：取本品 20 片，精密称定，研细，置于 100ml 量瓶中，加新沸过的 100ml 冷水与 10ml 稀醋酸的混合液适量，振摇使维生素 C 溶解并稀释至刻度，摇匀，迅速滤过。精密量取续滤液 50ml，加淀粉指示剂 1ml，立即用碘滴定液（0.05mol/L）滴定至溶液显蓝色并持续 30 秒不褪。每 1ml 碘滴定液（0.05mol/L）相当于 8.806mg 的 $C_6H_8O_6$。

（3）维生素 C 注射液的含量测定。《中国药典》2015 版规定，维生素 C 注射液中含维生素 C（$C_6H_8O_6$）应为标示量的 93.0%~107.0%。

测定法：精密量取本品适量（约相当于维生素 C 0.2g），加水 15ml 与丙酮 2ml，摇匀，放置 5 分钟，加稀醋酸 4ml 与淀粉指示剂 1ml，用碘滴定液（0.05mol/L）滴定至溶液显蓝色并持续 30 秒不褪。每 1ml 碘滴定液（0.05mol/L）相当于 8.806mg 的 $C_6H_8O_6$。

【结果】

（1）原始记录。记录称量样品的量和消耗碘滴定液的体积。

（2）计算含量。分别根据原料药和制剂含量的计算公式计算含量，与药典的规定比较，判断是否合格。

注意事项

（1）由于维生素 C 在酸性介质中被空气中氧气氧化的速度较慢，所以应加稀醋酸 10ml，但加酸后仍需立即滴定，以减少空气中氧气的干扰。

（2）溶解供试品时需用新沸过的冷水，以减少水中溶解的氧气对滴定的影响。

（3）用碘量法测定维生素 C 的制剂时，应考虑辅料对测定的影响。片剂应在溶解后过滤，取续滤液测定；注射液中的稳定剂焦亚硫酸钠易水解生成亚硫酸氢钠，具有还原性，对碘量法有干扰，因此，测定时应加丙酮作掩蔽剂，以消除其干扰。

【思考题】

1. 溶解样品时为什么要用新煮沸并冷却的蒸馏水？

2. 加稀醋酸的目的是什么？

三、配位滴定法

配位滴定法是以配位反应为基础测定金属离子含量的滴定分析方法，亦称络合滴定法。

配位滴定主要是以乙二胺四乙酸二钠盐为标准溶液，与某些金属离子发生配位反应，常以金属指示剂（如铬黑 T、钙紫红素等）指示终点。

《中国药典》2015 版中收载的乳酸钙及其片、硫酸镁及其注射液等的含量测定均采用本法。

标准操作方法

1. 乙二胺四乙酸二钠滴定液的配制　取乙二胺四乙酸二钠 19g，加适量的水使其溶解，并定容至 1000ml，摇匀。

2. 乙二胺四乙酸二钠滴定液的标定　取在约 800℃灼烧至恒重的基准氧化锌 0.12g，精密称定，加稀盐酸 3ml 使其溶解，加水 25ml，加含 0.025% 甲基红的乙醇溶液 1 滴，滴加氨试液至溶液显微黄色，加水 25ml 与氨 – 氯化铵缓冲液（pH 10.0）10ml，再加铬黑 T 指示剂少量，用本液滴定至溶液由紫色变为纯蓝色，并将滴定的结果用空白实验校正。每 1ml 乙二胺四乙酸二钠滴定液（0.05mol/L）相当于 4.069mg 的氧化锌。根据本液的消耗量与氧化锌的取用量算出本液的浓度，即得。

其他具体操作见酸碱滴定的标准操作方法。

实验十六　葡萄糖酸钙口服溶液含量测定

【目的】

（1）掌握配位滴定法测定葡萄糖酸钙口服溶液的含量及计算方法。

（2）掌握乙二胺四乙酸二钠滴定液的配制和标定方法。

（3）了解酸度对配位平衡的影响，熟悉控制溶液酸度的方法。

（4）熟悉金属指示剂的变色原理。

【原理】

葡萄糖酸钙口服溶液成分为 D– 葡萄糖酸钙盐一水合物（$C_{12}H_{22}CaO_{14} \cdot H_2O$），故可用配位滴定法滴定其中的钙离子，加氢氧化钠试液与钙紫红素指示剂后，用乙二胺四乙酸二钠滴定液滴定至溶液由酒红色变为纯蓝色即可。

药典规定本品含葡萄糖酸钙（$C_{12}H_{22}CaO_{14} \cdot H_2O$）应为 9.00% ~10.50%。

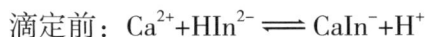

$$滴定前：Ca^{2+}+HIn^{2-} \rightleftharpoons CaIn^-+H^+$$
$$纯蓝色　酒红色$$
$$终点前：Ca^{2+}+H_2Y^{2-} \rightleftharpoons CaY^{2-}+2H^+$$
$$终点时：CaIn^-+H_2Y^{2-} \rightleftharpoons CaY^{2-}+HIn^{2-}+H^+$$
$$酒红色　　　　　　纯蓝色$$

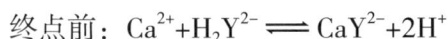

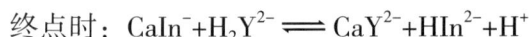

【仪器与试剂】

1. 仪器　50ml 酸式滴定管、250ml 容量瓶、1000ml 烧杯、1000ml 试剂瓶、250ml

锥形瓶、25ml 移液管、托盘天平、分析天平或电子天平。

2.试剂　乙二胺四乙酸二钠（EDTA-2Na，AR）、ZnO（基准试剂）、铬黑 T 指示剂、钙紫红素指示剂、稀盐酸、甲基红指示剂、氨试液、氨 – 氯化铵缓冲液（pH10.0）、葡萄糖酸钙口服溶液（规格：10%）。

【方法】

（1）EDTA 滴定液的配制和标定。

1）配制。取乙二胺四乙酸二钠 19g，加适量的水使其溶解，并定容至 1000ml，摇匀。

2）标定。取在 800℃灼烧至恒重的基准氧化锌 0.12g，精密称定，加稀盐酸 3ml 使其溶解，加水 25ml，加 0.025% 甲基红的乙醇溶液 1 滴，滴加氨试液至溶液显微黄色，加水 25ml 与氨 – 氯化铵缓冲液（pH10.0）10ml，再加铬黑 T 指示剂少量，用本液滴定至溶液由紫色变为纯蓝色，并将滴定的结果用空白实验校正。每 1ml 乙二胺四乙酸二钠滴定液（0.05mol/L）相当于 4.069mg 的氧化锌。根据本液的消耗量与氧化锌的取用量算出本液的浓度，即得。

（2）葡萄糖酸钙口服溶液的含量测定。本品为无色至淡黄色液体或黏稠液体。精密量取本品 5ml，置锥形瓶中，用水稀释至 100ml，加氢氧化钠试液 15ml 与钙紫红素指示剂 0.1g，用乙二胺四乙酸二钠滴定液（0.05mol/L）滴定至溶液由紫色变为纯蓝色。每 1ml 乙二胺四乙酸二钠滴定液（0.05mol/L）相当于 22.42mg 的 $C_{12}H_{22}CaO_{14} \cdot H_2O$。

【结果】

（1）根据氧化锌的取用量和乙二胺四乙酸二钠滴定液的消耗量，算出乙二胺四乙酸二钠滴定液的浓度。

（2）根据乙二胺四乙酸二钠滴定液消耗的体积计算葡萄糖酸钙口服溶液的含量，与药品质量标准比较，判断是否合格。

注意事项

乙二胺四乙酸二钠滴定液应置于玻璃塞瓶中，避免与橡皮塞、橡皮管等接触。

【思考题】

用于配位滴定法的滴定反应须具备哪些条件？

四、沉淀滴定法

沉淀滴定法是以沉淀反应为基础的滴定分析方法，能用于滴定分析的沉淀反应主要是指一类生成难溶性银盐的沉淀反应，因此，沉淀滴定法习惯上称为银量法。

本法是以硝酸银为滴定液，用于测定含有 Cl^-、Br^-、I^-、SCN^- 及 Ag^+ 等无机离子的化合物、含有卤素的有机化合物以及其他能生成难溶性银盐的有机药物，如氨茶碱中无水茶碱、巴比妥类药物等。

根据确定化学计量点（滴定终点）所用的指示剂的不同，沉淀滴定法分为铬酸钾指示剂法（Mohr 法）、吸附指示剂法（Fajans 法）和铁铵矾指示剂法（Volhard 法），其中铬酸钾指示剂法和吸附指示剂法在药物分析的含量测定中应用较多。

1.铬酸钾指示剂法　本法是以铬酸钾为指示剂，以硝酸银为滴定液，在中性或弱碱性溶液中直接测定氯化物或溴化物含量的银量法。

2.吸附指示剂法　本法是以吸附指示剂（荧光黄或曙红）确定滴定终点，以硝酸银为滴定液，测定卤化物含量的银量法。

《中国药典》2015 版中收载的氯化钠及氯化钠注射液、氯化钾片及注射液、氯化铵及其片剂等卤化物均采用荧光黄指示剂指示滴定终点。

▌标准操作方法

具体操作见酸碱滴定的标准操作方法。其中，硝酸汞滴定液的标定采用电位法指示终点。

▌实验十七　生理氯化钠溶液含量测定

【目的】

（1）学习 $AgNO_3$ 标准溶液的配制和标定方法。

（2）掌握沉淀滴定中以荧光黄为指示剂测定氯离子的原理及方法。

【原理】

以 $AgNO_3$ 标准溶液滴定 Cl^- 时，可用荧光黄吸附指示剂来指示滴定终点。荧光黄指示剂是一种有机弱酸，用 HFIn 表示，在溶液中可解离出黄绿色的 FIn^- 阴离子。

$$HFIn \rightleftharpoons H^+ + FIn^-$$

在化学计量点前，溶液中有剩余的 Cl^- 存在，AgCl 沉淀吸附 Cl^- 而带负电荷，因此荧光黄阴离子留在溶液中呈黄绿色。达到化学计量点后，AgCl 沉淀吸附 Ag^+ 而带正电荷，这时溶液中 FIn⁻ 被吸附，溶液变为粉红色，指示到达终点。

$$Cl^- \text{过量：}(AgCl) \cdot Cl^- + FIn^- \text{（黄绿色）}$$

$$Ag^+ \text{过量：}(AgCl) \cdot Ag^+ + FIn^- \Longrightarrow (AgCl) \cdot Ag^+ \cdot (FIn^-) \text{（粉红色）}$$

【仪器与试剂】

1. 仪器　台秤、分析天平、40mm×25mm 称量瓶、10ml 量筒、100ml 量筒、250ml 锥形瓶、洗瓶、250ml 烧杯、50ml 棕色酸式滴定管、滴定装置。

2. 试剂　生理氯化钠溶液、2% 糊精溶液、2.5% 硼砂溶液、0.5% 荧光黄溶液、0.1mol/L $AgNO_3$ 标准溶液。

【方法】

（1）0.1mol/L $AgNO_3$ 溶液的配制。称取 8g $AgNO_3$，置于 500ml 烧杯中，加 100ml 蒸馏水溶解，移入棕色磨口瓶中，加蒸馏水定容至 500ml，摇匀，塞紧，避光。

（2）0.1mol/L $AgNO_3$ 溶液的标定。取在 270℃ 干燥至恒重的基准 NaCl 0.13g，精密称定，置于 250ml 锥形瓶中，加 50ml 蒸馏水使其溶解，再加糊精 5ml，荧光黄指示剂 8 滴，用 0.1mol/ L 的 $AgNO_3$ 溶液滴定至混浊液由黄绿色变为粉红色，平行测定 4 次。

（3）生理氯化钠溶液含量测定。本品为氯化钠的灭菌水溶液，《中国药典》2015 版规定，本品氯化钠（NaCl）含量应为 0.850%~0.950%。精密量取本品 10ml，加水 40ml、2% 糊精溶液 5ml、2.5% 硼砂溶液 2ml 以及荧光黄指示剂 5~8 滴，用 $AgNO_3$ 滴定液（0.1mol/L）滴定。每 1ml $AgNO_3$ 滴定液（0.1mol/L）相当于 5.844mg 的 NaCl。

【结果】

（1）原始记录。记录移取氯化钠样品溶液的体积以及消耗硝酸银标准溶液的体积。

（2）计算含量。计算氯化钠的含量，与药典的规定比较，判断是否合格。

注意事项

（1）为了防止胶体聚沉，滴定前应加入糊精溶液。

（2）为了防止生成氧化银沉淀，应控制溶液为中性或弱碱性（pH 7~10）。

（3）由于卤化银易感光分解生成金属银，使沉淀变为灰色或黑灰色，因此在实验过程中应避免强光的照射，否则会影响终点观察，造成测定误差。

（4）实验结束后，未用完的AgNO₃标准溶液和氯化银沉淀应分别倒入回收瓶中贮存。

（5）实验中盛装过AgNO₃的滴定管、移液管和锥形瓶应先用纯化水涮洗，再用自来水冲洗干净，备用。

【思考题】

1. 加入硼砂有什么作用？

2. 使用吸附指示剂时应考虑哪些因素？

五、非水溶液滴定法

非水溶液滴定法是在非水溶剂中进行滴定的容量分析方法，在《中国药典》中仅用于酸碱非水溶液滴定。以非水溶液为滴定介质可改变物质的化学性质（主要是酸碱强度），使在水中不能反应完全的滴定反应能在非水溶剂中顺利进行，有时还能增大有机化合物的溶解度。所选的非水溶剂应能溶解试样、使滴定反应进行完全、不引起副反应且有适宜的极性使终点突跃明显。

根据《中国药典》的规定，可使用单一或混合溶剂。非水溶液滴定法主要用来测定有机碱及其氢卤酸盐、磷酸盐、硫酸盐、有机酸盐以及有机酸碱金属盐类药物的含量，也用于测定某些有机弱酸的含量。非水溶液滴定法大多用于原料药的含量测定。

■ 标准操作方法

（1）除另有规定外，精密称取供试品适量[约消耗8ml高氯酸滴定液（0.1mol/L）]，置于50~100ml锥形瓶中，加冰醋酸10~30ml使其溶解，加指示剂1~2滴，用高氯酸滴定液（0.1mol/L）滴定至规定的突变颜色为终点（指示剂终点颜色以电位滴定时的突跃点为准）。

（2）取测定供试品时所用的试剂，在同一条件下作空白实验，用高氯酸滴定液（0.1mol/L）滴定至相同的终点，其读数用于校正供试品滴定的读数结果。

（3）若供试品为有机碱的氢卤酸盐，需先按理论量加入醋酸汞试液与氢卤酸形成不解离的卤化汞，按醋酸汞与氢卤酸的摩尔比（1：2）计算其用量，可稍过量，一般加 3~5ml 以消除氢卤酸的干扰；若供试品为磷酸盐，可以直接滴定；若供试品为硫酸盐，也可直接滴定，但由于硫酸酸性较强，用高氯酸滴定液滴定时只能滴定至生成硫酸氢盐，必要时还须增强滴定介质的碱性，才能使滴定终点突跃增大，终点明显；若供试品为硝酸盐，因硝酸可使指示剂褪色，无法观察终点，因此应以电位滴定法指示终点。

具体操作见酸碱滴定的标准操作方法。

实验十八　枸橼酸钠含量测定

【目的】

（1）掌握非水溶液滴定原理及操作方法。

（2）掌握高氯酸滴定液的配制和标定方法。

【原理】

枸橼酸钠为有机酸的碱金属盐，显弱碱性，该溶液的 $C \cdot K_b < 10^{-8}$，在水中一般不能被准确滴定，需采用非水碱量法测定其含量。对枸橼酸钠进行含量测定时，以冰醋酸和醋酐为溶剂，增强其碱性，以高氯酸为滴定液，以结晶紫为指示剂，到达终点时溶液显蓝绿色。

【仪器与试剂】

1.仪器　分析天平、称量瓶或称量纸、10ml 半微量滴定管、锥形瓶、量筒、水浴锅、刀片、试剂瓶。

2.试剂　枸橼酸钠、醋酐、基准邻苯二甲酸氢钾。

【方法】

（1）高氯酸滴定液（0.1mol/L）的配制和标定。

1）配制。取无水冰醋酸（按含水量计算，每 1g 水加醋酐 5.22ml）750ml，加入高氯酸（70%~72%）8.5ml，摇匀，在室温下缓缓滴加醋酐 23ml，边加边摇，加完后再振摇均匀，放冷，加无水冰醋酸定容至 1000ml，摇匀，放置 24 小时。

2）标定。取在 105℃干燥至恒重的基准邻苯二甲酸氢钾约 0.16g，精密称定，加无水冰醋酸 20ml 使其溶解，加结晶紫指示剂 1 滴，用本液缓缓滴定至蓝色，并将滴定的结果用空白实验校正。每 1ml 高氯酸滴定液（0.1mol/L）相当于 20.42mg 的邻苯二甲酸氢钾。根据本液的消耗量与邻苯二甲酸氢钾的取用量算出本液的浓度，即得。

（2）结晶紫指示剂的配制。

取结晶紫 0.5g，加冰醋酸 100ml 使其溶解，即得。

（3）枸橼酸钠含量测定。

1）供试品溶液的制备。取本品约 80mg，精密称定，加冰醋酸 5ml，加热溶解后，放冷，加醋酐 10ml。

2）滴定。取供试品溶液加结晶紫指示剂 1 滴，用高氯酸滴定液（0.1mol/L）滴定至溶液显蓝绿色为终点。每 1ml 高氯酸滴定液（0.1mol/L）相当于 8.602mg 的 $C_6H_5Na_3O_7$。

3）空白实验。取测定供试品时所用的试剂，在相同条件下作空白实验，用高氯酸滴定液（0.1mol/L）滴定至相同的终点，其读数用于校正供试品滴定的读数结果。

【结果】

（1）原始记录。记录样品的称取量，滴定液标定时的温度、浓度，测定供试品时的温度以及根据测定供试品时的温度计算得到的滴定液浓度。如滴定液需重新标定，则应有标定滴定液的全部记录。记录所用滴定管的编号、供试品实验及空白实验消耗高氯酸滴定液的体积及校正值。

（2）计算含量。计算枸橼酸钠的含量，与药典的规定比较，判断是否合格。

注意事项

（1）若滴定供试品与标定高氯酸滴定液时的温差超过 10℃，应重新标定，若温差未超过 10℃，则按以下公式进行校正。

$$N_1 = \frac{N_0}{1 + 0.0011(t_1 - t_0)}$$

式中，0.0011 为冰醋酸的膨胀系数；t_0 为标定高氯酸滴定液时的温度；t_1 为滴定样品时的温度；N_0 为 t_0 时高氯酸滴定液的浓度（mol/L）；N_1 为 t_1 时高氯酸滴定液的浓度（mol/L）。

（2）高氯酸滴定液的表面张力较大，沿滴定管壁流动的速度缓慢，因此实际操作中滴定速度非常重要。若滴定速度过快，滴定液呈线状流下，往往会造成到达滴定终点后黏附在滴定管内壁上的溶液还未完全流下，这时如果马上读数，读出的体积会比实际值偏大。因此，在实际操作过程中，应使滴定速度保持连续的点滴状。

（3）结晶紫指示剂在终点时的颜色变化为紫→蓝→蓝绿，需认真观察其变色过程，近终点时一定要逐滴加入滴定液，以防错过滴定终点。

（4）高氯酸有腐蚀性，配制时要注意防护。应将高氯酸先用冰醋酸稀释，边搅拌边缓缓加入醋酐。如高氯酸滴定液颜色变黄，说明高氯酸已部分分解，不能使用。配制高氯酸滴定液和溶剂所用的冰醋酸或非水滴定使用的其他溶剂含有少量水分时，对滴定突跃和指示剂变色的敏锐程度均有影响，因此，常加入计算量的醋酐，使其与水反应后生成醋酸，以除去水分。每 1g 水需加醋酐 5.22ml，由高氯酸（70%~72%）8.5ml 所引入的水约为 4.3g，需加醋酐 22.5ml。为避免高氯酸滴定液（0.1mol/L）中有过剩的醋酐，应在测定含水量后加醋酐，并使配成的高氯酸滴定液的含水量为 0.01%~0.20%。（5）指示剂不宜多加，以 1~2 滴为宜。

（6）滴定操作应在 18℃以上的室温下进行。因冰醋酸流动较慢，滴定到终点后应稍待一会儿再读数。

【思考题】

为什么枸橼酸钠在水中不能被直接滴定而在冰醋酸中能被直接滴定？

第四节　常用仪器分析法操作技能训练

一、紫外–可见分光光度法

■ 标准操作方法

1. 开机前检查　检查样品室内有无挡光物，检查电源插头是否插牢。

2. 开机　依次开启打印机、计算机、光度计主机电源，双击软件快捷图标，进入光度计自检过程。自检过程中，切勿开启样品室门，自检通过后进入主工作程序。预热 30 分钟。

3. 测定

（1）吸光度测定。第一步，设置测定参数。打开吸光度测定窗口，选择测定参数界面，设置测定波长、吸光度读数方式、读数范围及是否重复测定、是否计算平均值等参数。第二步，空白校正。样品池及参比池中均加入空白溶液，分别置于光路中，单击调零按钮，进行空白校正。第三步，样品测定。向样品池中加入供试品溶液，对供试品进行测定。单击打印按钮，即可打印测定结果。

（2）光谱扫描。第一步，设置扫描参数。打开光谱扫描窗口，选择测定参数界面，设置测光方式、扫描起始波长、终止波长、扫描速度、纵坐标范围等。第二步，空白基线校正。样品池及参比池中均加入空白溶液，分别置于光路中，进行基线校正，基线校正的波长范围为扫描参数设定的波长范围。第三步，样品测量。向样品池中加入供试品溶液，对供试品进行测定。单击打印按钮，即可打印测定结果。

（3）定量测定。第一步，设置测定参数。打开定量测定窗口，选择测定参数界面，设置定量模式、标样参数、标准曲线的公式形式、拟合次数、浓度单位及是否插入零点。需测定标样以制作标准曲线时，选择浓度按钮并输入标样数量及各标样的浓度；已知标准曲线系数时，直接选用系数按钮并输入系数即可。第二步，空白校正。样品池及参比池中均加入空白溶液，分别置于于光路中，进行空白校正。第三步，标样测定。向样品池中分别加入各标准样品，弹出样品号输入对话框，分别输入样品号，测定标准样品。标样测试完毕后选择"菜单—数据处理—工作曲线"项，弹出标准曲线显示窗，查看回归曲线及系数等。第四步，样品测量。向样品池中加入供试品，对供试品进行测定。单击打印按钮，即可打印测定结果。

（4）时间扫描。第一步，设置扫描参数。打开时间扫描窗口，设置测光方式、扫描时间、记录范围等测定参数。第二步，空白校正。样品池及参比池中均加入空白溶液，分别置于光路中，进行空白校正。第三步，样品测量。向样品池中加入供试品溶液，对供试品进行测定。记录供试品测定值的时间变化曲线。单击打印按钮，即可打印测定结果。

（5）数据保存。在对话框中选择"保存"，将文件保存到合适位置。

（6）关机。取出样品，洗净比色皿，放回原处。退出操作系统，依次关闭光度计、计算机和打印机电源。

实验十九　对乙酰氨基酚片含量测定

【目的】

（1）掌握紫外-可见分光光度法的原理及操作。

（2）掌握紫外-可见分光光度法含量测定的计算方法。

【原理】

对乙酰氨基酚在 0.4% 氢氧化钠溶液中于 257nm 波长处有最大吸收，其紫外吸收光谱特征可用于其原料药及制剂的含量测定。其片剂的溶液经干燥、过滤后，辅料不会再干扰测定。

【仪器与试剂】

1. 仪器　紫外–可见分光光度计、石英比色皿、100ml 容量瓶、移液管、过滤装置。
2. 试剂　0.4% 氢氧化钠溶液，对乙酰氨基酚片。

【方法】

取本品 10 片，精密称定，研细，置 250ml 量瓶中，加 0.4% 氢氧化钠溶液 50ml 及水 50ml，振摇 15 分钟，加水至刻度，摇匀，滤过，精密量取续滤液 5ml，置 100ml 容量瓶中，加 0.4% 氢氧化钠溶液 10ml，加水至刻度，摇匀。照紫外 – 可见分光光度法（通则 0401）在 257nm 波长处测定吸光度，按 $C_8H_9NO_2$ 的吸光系数（$E_{1cm}^{1\%}$）为 715 计算，即得。

【结果】

（1）记录对乙酰氨基酚片的称量质量、片重、吸光度读数。
（2）按下式计算相对标示量。

$$相对标示量（\%）= \frac{A\times100\times250\times平均片重}{E_{1cm}^{1\%}\times l\times100\times5\times m_s\times标示量}\times100\%$$

式中，A 为吸光度；$E_{1cm}^{1\%}$ 为百分吸收系数；l 为液层厚度（cm）；m_s 为样品质量（g）。

注意事项

（1）对乙酰氨基酚片中含有辅料，因此分析前应进行过滤操作。本实验先定容，后过滤，过滤时所有仪器均需干燥。

（2）采用紫外–可见分光光度法进行测定时，除另有规定外，应以配制供试品溶液的溶剂为空白对照，采用同一规格的石英吸收池，在规定的吸收峰波长 ±2nm 以内测试几个点的吸光度，或由仪器在规定波长附近自动扫描测定，以核对供试品的吸收峰波长位置是否正确。除另有规定外，吸收峰波长应在该品种项下规定波长的 ±2nm 以内，并以吸光度最大的波长作为测定波长。

【思考题】

本实验需要先定容后再过滤，顺序可否颠倒？有何影响？

实验二十　维生素B_{12}注射液含量测定

【目的】

（1）掌握紫外-可见分光光度计的操作方法。

（2）掌握吸光系数法的定量方法。

（3）掌握紫外-可见分光光度法含量测定的相关计算方法。

【原理】

维生素B_{12}是一类含钴的卟啉类化合物，具有很强的生血作用，可用于治疗恶性贫血等疾病。维生素B_{12}不是单一的化合物，共由7种化合物组成。通常所说的维生素B_{12}是指其中的氰钴素，为深红色吸湿性结晶，制成的注射液标示含量有每毫升含维生素B_{12}50g、100g或500g等规格。

维生素B_{12}的水溶液在278nm±1nm、361nm±1nm与550nm±1nm 3个波长处有最大吸收。361nm±1nm处的吸收峰干扰因素少，药典规定以361nm±1nm处吸收峰的比吸光系数值（207）为测定注射液实际含量的依据。

【仪器与试剂】

1. 仪器　紫外-可见分光光度计、石英比色皿、5ml吸量管、10ml容量瓶。

2. 试剂　维生素B_{12}注射液。

【方法】

（1）波长扫描。选择光谱扫描功能，设置扫描波长范围250~600nm，吸光度读数方式为Abs，吸光度读数范围0~1，进行光谱扫描，通过光谱扫描所得曲线确定吸收峰位置。

（2）比色皿校核。将2只石英比色皿编号标记，装入蒸馏水，分别在278nm、361nm、550nm处比较2只比色皿的透光率。以透光率最大的比色皿为100%透光，测定另一只比色皿的透光率，换算成吸光度作为它的校正值。测定溶液时，以透光率最大的比色皿为空白，另一只比色皿装供试品，测得的吸光度减去其校正值即为该波长处供试品的吸光度。

（3）含量测定。在361nm±1nm波长处测定样品吸光度，计算含量。

【结果】

（1）原始记录。包括光谱扫描图及对测量结果的校核和鉴定。

（2）假设供试品中维生素 B_{12} 的浓度为 $C_{B_{12}}$（μg/ml），按下式计算含量，并折算成稀释前的浓度，与药品标示量比较，判断是否合格。

$$C_{B_{12}}(\mu g/ml) = A_{样} \times 48.31$$

式中，$A_{样}$ 为样品吸光度。

注意事项

（1）实验中所用的量瓶和移液管均应检定、校正，并在洗净后使用。

（2）使用的石英吸收池必须洁净。

（3）取吸收池时，手指拿毛玻璃面的两侧。装样品溶液的体积以池体积的三分之二至五分之四为度。透光面要用擦镜纸由上而下擦拭干净，检视应无残留溶剂。为防止溶剂挥发后溶质残留在样品池的透光面，可先用蘸有空白溶剂的擦镜纸擦拭，然后再用干擦镜纸拭净。吸收池放入样品室时，应注意每次放入方向相同。吸收池使用后用溶剂及水冲洗干净，晾干，防尘保存。吸收池如被污染不易洗净时，可用硫酸和发烟硝酸混合液稍加浸泡后洗净备用。如用铬酸钾清洁液清洗时，吸收池不宜在清洁液中长时间浸泡，否则清洁液中的铬酸钾结晶会损坏吸收池的光学表面，并应充分用水冲洗，以防铬酸钾吸附于吸收池表面。

（4）除各品种项下已有注明者外，供试品溶液的吸光度以 0.3~0.7 为宜，吸光度在此范围内误差较小。

【思考题】

试比较用标准曲线法和吸光系数法定量的优缺点。

二、红外分光光度法

红外分光光度法是在 4000~400cm^{-1} 波数范围内测定物质的吸收光谱，用于化合物的鉴别、检查或含量测定的方法。除部分光学异构体及长链烷烃同系物外，几乎没有两个化合物具有相同的红外光谱，据此可以对化合物进行定性和结构分析。化合物对红外辐射的吸收程度与其浓度的关系符合朗伯－比尔定律，是红外分光光度法定量分析的依据。通常采用压片法、糊法、膜法、溶液法和气体吸收法等进行测定。对于吸收特别强烈或不透明表面上的覆盖物等供试品，可采用如衰减全反射、漫反射和发射等红外光谱方法。对于极微量或需微区分析的供试品，可采用显微红外光谱方法测定。

目前《中国药典》收载的方法多用于原料药鉴别、制剂鉴别、多组分原料药鉴别、晶型、异构体限度检查或含量测定等。

■ 标准操作方法

1. 开机　开机时，先后打开主机电源和计算机电源，待进入 Windows 界面后，启动 Spectrum 程序，进入 Spectrum。

2. 确认仪器状态　点击 "Instrument" 下的 "Monitor…"，进入仪器监测页面。分别点击能量和光束图，观察能量水平和单光束图是否正常。点击 "Exit" 退出。

3. 采集样品光谱　点击 "Instrument" 菜单下的 "Scan…" 命令，出现样品扫描窗口，设定谱图文件名（File name），酌情填写描述（Description）及注解（Comments）。在 Scan 页面根据需要设定扫描范围（Range）和扫描次数或扫描时间，点击 "Apply" 执行，再点击 "OK" 进行扫描，出现窗口提示询问是否覆盖（Overwrite）时根据情况选择。

4. 打印光谱图　根据谱图情况决定是否进行处理。使用 "Text" 命令在谱图上标注样品名称、测试人员姓名、测试日期等并放在适当位置，使用 "View Format" 命令将显示范围设定为 4000~400cm^{-1} 和透过率 0~100T%，或根据需要设定特定的范围，然后点击 "Print" 打印。也可以点击 "File" 菜单下的 "Copy to Report"，使用报告模板格式打印光谱图。

■ 实验二十一　苯甲酸红外光谱测定

【目的】

（1）掌握傅里叶变换红外光谱仪的操作方法。

（2）掌握 KBr 压片法的操作技能。

（3）了解红外光谱谱图解析。

【原理】

当一定频率的红外光照射分子时，如果分子某个基团的振动频率和外界红外辐射频率一致，二者就会产生共振。此时，光的能量通过分子偶极矩的变化传递给分子，这个基团就会吸收一定频率的红外光，产生振动跃迁，从而产生红外吸收光谱。

如果红外光的振动频率和分子中各基团的振动频率不一致，该部分红外光就不会被吸收。用频率连续改变的红外光照射某试样，将分子吸收红外光的情况用仪器记录下来，就得到试样的红外吸收光谱图。由于振动能级的跃迁伴随有转动能级的跃迁，因此所得的红外光谱不是简单的吸收线，而是一个个吸收带，据此可对苯甲酸的结构进行测定。

【仪器与试剂】

1. 仪器　红外光谱仪、压片机、研钵、红外灯。
2. 试剂　溴化钾（光谱纯）、苯甲酸（分析纯）。

【方法】

（1）压片制样。保持使用压片机的房间湿度较低，将压片机配件，放入干燥器备用。用玛瑙研钵一次研磨适量溴化钾晶体，干燥，放入干燥器备用，为避免手汗对压片的影响，研磨和压片过程中应戴手套。取 200mg 备用溴化钾粉末于玛瑙研钵中，加入 1% 干燥的样品，在红外灯下研细、混匀。使用酒精棉清洗模具等。将样品和溴化钾混合粉末放到模具中，用抹刀铺平；将装配好的压片模具移至压片机下。压片机阀门拧至"Lock"，加压，停留适当时间使压片透明，脱模，样品基本透明为合格。将样品装入样品架。

（2）测试。将样品架放入仪器内，点击测试按钮。测试结束，保存文件。取出样品架，卸下样品。

（3）整理。清洁模具等制样器具。

【结果】

（1）原始记录。记录红外光谱图，校核和鉴定测量结果。

（2）初步分析图谱特征峰，与红外光谱集的标准谱图核对，得出鉴别结论。

注意事项

（1）各品种项下规定的"应与对照的图谱（光谱集 ×× ）一致"，系指《药品红外光谱集》各卷所载的图谱。同一化合物的图谱若在不同卷上均有收载时，则以后卷所载的图谱为准。

（2）药物制剂经提取处理并依法绘制光谱，比对时应注意以下 4 种情况。①若辅料无干扰，待测成分的晶型不变化，此时可直接与原料药的标准光谱进行比对。②若辅料无干扰，但待测成分的晶型有变化，此种情况可用对照品经同法处理后的光谱比对。③若待测成分的晶型不变化，而辅料存在不同程度的干扰，此时可参照原料药的标准光谱，在指纹区内选择 3~5 个不受辅料干扰的待测成分的特征谱带作为鉴别的依据。鉴别时，实测谱带的波数误差应小于规定值的 0.5%。④若待测成分的晶型有变化，辅料也存在干扰，此种情况一般不宜采用红外光谱鉴别。

（3）由于各种型号的仪器性能不同，供试品制备时研磨程度的差异或吸水程度不同等原因均会影响光谱的形状。因此，进行光谱比对时，应考虑各种因素可能造成的影响。

【思考题】

1. 溴化钾压片法制备红外吸收光谱固体试样时有哪些注意事项？

2. 红外光谱实验室为什么要求维持一定的温度和相对湿度？

三、原子吸收分光光度法

原子吸收分光光度法的测量对象是呈原子状态的金属元素和部分非金属元素，是基于测量蒸气中原子对特征电磁辐射的吸收强度进行定量分析的一种仪器分析方法。本法在药品检验中主要用于药品的检查。

本方法的灵敏度非常高，通常用于痕量分析，主要用于测定药材、饮片及中药注射剂中铅、镉、砷、汞、铜的含量，也用于测定药用辅料中的金属元素。

■标准操作方法

1. 火焰原子吸收分光光度法

（1）开机操作。依次打开排风设备、稳压电源、仪器和计算机电源开关，打开仪器工作站。

（2）创建方法文件。在工作站中设定待测元素空心阴极灯的灯电流、燃气和助燃气类型及流量、燃烧头高度、狭缝宽度等仪器测量参数，以及定量方式、标准溶液的浓度和单位、取样量、稀释倍数、待测样品名称或编号、浓度单位等定量参数。

（3）仪器条件优化。分别优化灯电流、燃烧头高度、燃气助燃气的流量等测定条件。

（4）点火。首先打开空压机，使压力为 0.22~0.25MPa；再检查水封是否有水，如果水量不足，可用洗瓶添加；然后打开乙炔气瓶，调节二级减压阀的压力为 0.075MPa；点火，观察火焰是否点燃，如果火焰第一次没有点燃，等待 5~10 秒之后，再重新点火。

（5）测量。把进样管放入空白溶液中，等吸光度稳定后，按校零键，仪器开始校零。待基线归零并稳定后，将标准溶液按浓度由低到高的顺序依次引入进样管中，待吸光度读数稳定时点击测量键，依次测定所有标准样品的吸光度。将空白溶液引入进样管，清洗进样管路及燃烧头，当吸光度读数回到零时（如果未回到零点，应重新调零），将待测溶液引入进样管，待吸光度读数稳定时点击测量键，测定待测样品的吸光度。测定多个样品时，每个样品之间都要用空白溶液清洗进样管路及燃烧头。

（6）关机。样品测量完毕后，将进样管放入去离子水中，清洗进样管路及燃烧头，再空烧 10 分钟左右，进一步清理燃烧头。关闭乙炔气体，待管路里的乙炔燃烧完毕后，依次关闭空压机、仪器工作站、仪器电源和排风系统。

2. 石墨炉原子吸收分光光度法

（1）开机操作。依次打开排风设备、稳压电源、仪器和计算机电源开关，打开仪器工作站。

（2）创建方法文件。在工作站中设定待测元素空心阴极灯的灯电流、加热程序及参数、进样体积及样品位置、狭缝宽度等仪器测量参数，以及定量方式、标准溶液的浓度和单位、取样量、稀释倍数、待测样品名称或编号、浓度单位等定量参数。

（3）仪器条件优化。分别优化灯电流、石墨炉位置（包括上下和前后 2 个方向）等测定条件。

（4）石墨管老化。首先打开氩气钢瓶，使压力为 0.14~0.20MPa；再打开冷却水，确保水压正常；然后老化石墨管，观察吸光度，如果吸光度能满足分析条件，可以进行测量操作。

（5）测量。将空白溶液、标准溶液及样品溶液分别放置在样品盘的相应位置，在软件上选择"开始"按钮，仪器开始校零，然后按照方法中设置的顺序依次进样，完成标准曲线和样品的测定。

（6）关机。测量完毕后，依次关闭氩气、冷却水、仪器工作站、仪器电源和排风系统。

实验二十二　火焰原子吸收分光光度法测定黄芪中的铜

【目的】

（1）掌握火焰原子吸收分光光度计的操作方法。

（2）掌握标准曲线法的定量方法。

（3）掌握微波消解法对样品的前处理。

【原理】

铜是一种对人体有害的重金属元素，人体内残存了大量的重金属之后，极易对身体内的脏器造成负担，特别是肝和胆。当这两种器官出现问题后，人体内的新陈代谢就会出现紊乱，发生肝硬化、肝腹水甚至更为严重的疾病。

黄芪经过消解后会形成铜的盐溶液。《中国药典》2015 版规定，利用火焰原子吸收分光光度计在 283.3nm 波长处进行测定。

【仪器与试剂】

1. 仪器　火焰原子吸收分光光度计、微波消解仪、赶酸器、电子天平（感量 0.1mg）、粉碎机。

2. 试剂　铜单元素标准溶液、硝酸（优级纯）、去离子水。

【方法】

（1）样品制备。取供试品粗粉 0.5g，精密称定，置聚四氟乙烯消解罐内，加硝酸 10ml，混匀，浸泡过夜，盖好内盖，旋紧外套，置适宜的微波消解炉内进行消解。消解完全后，将消解内罐置电热板上缓缓加热至红棕色蒸气挥尽，并继续缓缓浓缩至近干，放冷，用 2% 硝酸溶解并转入 25ml 容量瓶中，稀释至刻度，摇匀，即得。同法同时制备试剂空白溶液。

（2）铜标准储备液的制备。精密量取铜单元素标准溶液适量，用 2% 硝酸溶液稀释，制成每 1ml 含铜（Cu）10μg 的溶液，即得（0~5℃贮存）。

（3）标准曲线的制备。分别精密量取铜标准储备液适量，用 2% 硝酸溶液制成每 1ml 分别含铜 0，0.05，0.2，0.4，0.6，0.8μg 的溶液。

（4）标准曲线的绘制。将铜系列标准溶液按浓度由低至高依次吸入火焰原子化器，在 283.3nm 波长处测定吸光度，并绘制吸光度 / 浓度标准曲线。

（5）测定。精密吸取空白溶液与供试品溶液适量，按"标准曲线的制备"项下的方法测定。从标准曲线上读出供试品溶液中铜的含量，计算，即得。

【结果】

（1）原始记录。包括标准曲线及供试品测试图谱。

（2）根据图谱得出供试品的浓度，折合稀释倍数及取样量，计算黄芪中铜的含量。

注意事项

（1）如果火焰呈锯齿状，说明燃烧头被污染了，应清洗干净后再使用。

（2）消解后的样品如不澄清，说明消解不完全，会使测定值偏低。

【思考题】

样品制备时，加入硝酸后为什么要浸泡过夜？

实验二十三　明胶空心胶囊中铬的测定

【目的】

（1）掌握石墨炉原子吸收分光光度计的操作方法。

（2）掌握标准曲线法的定量方法。

（3）掌握微波消解法对样品的前处理。

【原理】

明胶空心胶囊是制药行业中应用非常广泛的一种药用辅料，生产胶囊需要用到食用明胶，但近来一些不法分子用工业明胶冒充食用明胶，工业明胶中铬的含量往往超标，因此可以通过监测胶囊中铬的含量来控制胶囊的质量。

明胶空心胶囊经过消解和无机破坏之后可形成铬的盐溶液。《中国药典》2015版规定，以石墨炉为原子化器，在357.9nm波长处利用分光光度计进行测定。

【仪器与试剂】

1.仪器　原子吸收分光光度计、微波消解仪、赶酸器、电子天平（感量0.1mg）。

2.试剂　铬单元素标准溶液、硝酸（优级纯）、30%过氧化氢、氢氟酸、去离子水。

【方法】

（1）样品制备。取本品约0.5g，精密称定，置聚四氟乙烯消解罐内，加硝酸

8ml、氢氟酸 2ml、过氧化氢 1ml，浸泡过夜，盖好内盖，旋紧外套，置适宜的微波消解炉内进行消解。消解完全后，将消解内罐置电热板上缓缓加热至红棕色蒸气挥尽，并继续缓缓浓缩至近干，放冷，用 2% 硝酸溶解并转入 50ml 量瓶中，稀释至刻度，摇匀，即得。同法制备空白溶液。

（2）铬标准储备液的制备。精密量取铬单元素标准溶液适量，用 2% 硝酸溶液稀释，制成每 1ml 含铬 1μg 的溶液，即得（0~5℃贮存）。

（3）标准曲线的制备。分别精密量取铬标准储备液适量，用 2% 硝酸溶液制成每 1ml 分别含铬 0，5，10，20，30，40ng 的溶液。

（4）标准曲线的绘制。按浓度由低至高的顺序依次吸取铬系列标准溶液 10μl 注入石墨炉原子化器，在 357.9nm 波长处测定吸光度，并绘制吸光度 / 浓度标准曲线。

（5）测定。精密吸取空白溶液和样品溶液各 10μl，注入石墨炉原子化器中，在 357.9nm 测定吸光度，由上述标准曲线读出所测溶液的浓度，计算，即得。

【结果】

（1）原始记录。包括标准曲线及供试品测试图谱。

（2）根据图谱得出供试品的浓度，折合稀释倍数及取样量，计算明胶空心胶囊中铬的含量。

注意事项

（1）实验中用到的器皿（消解罐、容量瓶、烧杯等）均应先用去离子水清洗，然后在 50% 硝酸中浸泡过夜，最后再用去离子水冲洗干净。

（2）取胶囊时一定要成对，因为胶囊体和胶囊帽中铬的含量可能不同。

（3）样品可以不粉碎，如需粉碎，粉碎工具中一定不能含铬。取样品的镊子或者药匙不能为不锈钢材质。

（4）赶酸时，一定要近干，如果不慎样品干了，则应重新制备样品。

【思考题】

如果空白测定值很高应该如何处理？

四、薄层色谱法

▪ 标准操作方法

1. 薄层板制备

（1）市售薄层板。临用前一般应在110℃活化30分钟。聚酰胺薄膜不需活化。铝基片薄层板可根据需要剪裁，但须注意剪裁后的薄层板底边的硅胶层不得有破损。如在存放期间被空气中杂质污染，使用前可用三氯甲烷、甲醇或二者的混合溶剂在展开缸中上行展开预洗，110℃活化，置干燥器中备用。

（2）自制薄层板。除另有规定外，将1份固定相和3份水（或加有黏合剂的水溶液）在研钵中按同一方向研磨混合，去除表面的气泡后倒入涂布器中，在玻璃板上平稳地移动涂布器进行涂布（厚度0.2~0.3mm），取下涂好薄层的玻璃板置水平台上，于室温下晾干，110℃烘30分钟，冷却后置于有干燥剂的干燥箱中备用。使用前在反射光及透视光下检视其均匀度，表面应均匀、平整、光滑、无麻点、无气泡、无破损及污染。

2. 点样　除另有规定外，在洁净干燥的环境中，用专用毛细管或配合相应的半自动、自动点样器械点样于薄层板上，一般为圆点状或窄细的条带状。点样基线距底边10~15mm，高效板一般基线距底边8~10mm；圆点状直径一般不大于3mm，高效板一般不大于2mm。接触点样时，注意勿损伤薄层表面，条带宽度一般为5~10mm，高效板条带宽度一般为4~8mm，可用专用半自动或自动点样器械喷雾法点样，点间距离可视斑点扩散情况而定，以相邻斑点互不干扰为宜，一般不少于8mm，高效板供试品间隔不少于5mm。

3. 展开　将点好供试品的薄层板放入展开缸中，浸入展开剂的深度为距原点5mm为宜，密闭。除另有规定外，一般上行展开8~15cm，高效薄层板上行展开5~8cm。溶剂前沿达到规定的展距时取出薄层板，晾干，待检测。展开前如需要溶剂蒸气预平衡，可在展开缸中加入适量的展开剂，密闭，一般保持15~30分钟。溶剂蒸气预平衡后，应迅速放入载有供试品的薄层板，立即密闭，展开，如需使展开缸达到溶剂蒸气饱和的状态，则需在展开缸的内侧放置与展开缸内径同样大小的滤纸，密闭一定时间，达到饱和后再如法展开。必要时，可进行二次展开和双向展开。

4. 显色与检视　供试品含有可见光下有颜色的成分可直接在日光下检视，也可用喷雾法或浸渍法以适宜的显色剂显色或加热显色，在日光下检视，有荧光的物质或遇某些试剂可激发出荧光的物质，可在365nm的紫外光灯下观察荧光色谱。对于可见光下无色但在紫外光下有吸收的成分，可用带有荧光剂的硅胶板（如硅胶GF254板），在 254nm 紫外光灯下观察荧光板面上的荧光淬灭物质形成的色谱。

5. 记录　薄层色谱图像一般可采用摄像设备拍摄，以光学照片或电子图像的形式保存，也可用薄层扫描仪扫描、记录相应的色谱图。

实验二十四　薄层色谱法鉴别枸杞子的实验研究

【目的】

（1）掌握薄层板的制备方法。

（2）掌握薄层色谱法的一般操作方法。

【原理】

薄层色谱法是一种吸附薄层色谱分离法，它利用各成分对同一吸附剂的吸附能力不同，在流动相（溶剂）流过固定相（吸附剂）的过程中，会连续发生吸附、解吸附、再吸附、再解吸附，从而达到使各成分互相分离的目的。

【仪器与试剂】

1. 仪器　电子天平、紫外灯、双槽层析缸、涂布板、点样器。

2. 试剂　乙酸乙酯、甲醇、三氯甲烷、甲酸、羧甲基纤维素钠、枸杞子对照药材。

【方法】

（1）硅胶 G 薄层板的制备。称取 1 份硅胶 G 加 3 份水或 3 份 0.2%~0.5% 的羧甲基纤维素钠溶液于研钵中，沿同一方向研磨混匀，除去表面气泡，倒入涂布器中，在玻璃板上平稳移动涂布器进行涂布（厚度为 0.2~0.3mm），涂好薄层板，置水平台上，于室温下晾干。表面应均匀、平整、平滑、无气泡、无麻点、无破损及污染、于 110℃烘 30 分钟，冷却后立即使用或置于有干燥剂的干燥箱中备用。

（2）试样及对照品溶液的制备。

1）供试品溶液的制备。取枸杞子粉末 0.5g，加水 35ml，加热煮沸 15 分钟，放冷，过滤，滤液用乙酸乙酯 15ml 振摇提取，分取乙酸乙酯液，浓缩至 1ml，作为供试品溶液。

2）对照品溶液的制备。取枸杞子对照药材 0.5g，加水 35ml，加热煮沸 15 分钟，放冷，过滤，滤液用乙酸乙酯 15ml 振摇提取，分取乙酸乙酯液，浓缩至 1ml，作为对照品溶液。

（3）点样。用点样器或定量毛细管点样上述溶液 2µl 于薄层板上，一般为圆点状或细条带状。点样基线距底边 10~15mm，圆点直径一般不大于 3mm，条带状宽度一般为 5~10mm。

（4）展开。以乙酸乙酯－三氯甲烷－甲酸（3：2：1）为展开剂，浸入展开剂的深度以距原点 5mm 为宜，密闭，一般上行展开 8~15cm，取出，晒干。

【结果】

将晒干后的薄层板置紫外灯（365nm）下检视，供试品色谱应在与对照品药材色谱相应的位置上显相同颜色的荧光斑点。

注意事项

（1）展开缸应放在水平、稳定的实验台上，切勿阳光直射。

（2）接触点样时注意勿损伤薄层表面。

（3）检视前展开板上的溶剂应挥发完全。

（4）展开前如需要溶剂蒸气预平衡，可在展开缸中加入适量的展开剂，密闭，一般保持 15~30 分钟。溶剂蒸气预平衡后应迅速放入载有供试品的薄层板。

【思考题】

1. 产生边缘效应的原因有哪些？

2. 试述硅胶板活化出现裂板的原因。

实验二十五　薄层色谱法鉴别六味地黄丸中的牡丹皮

【目的】

（1）掌握薄层色谱法的操作方法。

（2）了解薄层色谱法在中药分析中的应用。

【原理】

薄层色谱法是一种吸附薄层色谱分离法，它利用各成分对同一吸附剂的吸附能力不同，在流动相（溶剂）流过固定相（吸附剂）的过程中，会连续发生吸附、解吸附、再吸附、再解吸附，从而达到使各成分互相分离的目的。

【仪器与试剂】

1. 仪器　电子天平、蒸馏装置、双槽层析缸、硅胶 G 薄层板、点样器。

2. 试剂　硅藻土、乙醚、丙酮、环己烷、乙酸乙酯、三氯化铁、无水乙醇、盐酸、丹皮酚对照品。

【方法】

（1）供试品及对照品溶液的制备。

1）供试品溶液的制备。取六味地黄水蜜丸 6g，研细，或取小蜜丸或大蜜丸 9g，剪碎，加硅藻土 4g，研匀。加乙醚 40ml，低温回流 1 小时，过滤，滤液挥去乙醚，残渣加丙酮 1ml 使其溶解，作为供试品溶液。

2）对照品溶液的制备。取丹皮酚对照品，加丙酮制成每 1ml 含 1mg 丹皮酚的溶液，作为对照品溶液。

（2）点样。用点样器或定量毛细管点样上述溶液 10μl，分别点于同一硅胶 G 薄层板上，一般为圆点状或细条带状，点样基线距底边 10~15mm，圆点直径一般不大于3mm，条带状宽度一般为 5~10mm。

（3）展开。以环己烷 – 乙酸乙酯（3∶1）为展开剂，浸入展开剂的深度为距原点 5mm 为宜，密闭，一般上行展开 8~15cm，取出，晒干。

【结果】

向晒干后的薄层板喷以盐酸酸性 5% 三氯化铁乙醇溶液，加热至斑点显色清晰。供试品色谱应在与对照品色谱相应的位置上显相同的蓝褐色斑点。

注意事项

（1）薄层板展开时，展开剂不能没过样品圆点。

（2）两种及两种以上展开剂配制时应混合均匀再使用。

（3）展开剂不可重复使用。

（4）显色剂喷洒要均匀，量要适度。

（5）喷雾显色应使用玻璃喷雾瓶或专用喷雾装置。

【思考题】

1. 影响吸附薄层色谱 R_f 值的因素有哪些？

2. 薄层板的主要显色方法有哪些？

实验二十六　大山楂丸中熊果酸含量的测定

【目的】

（1）掌握薄层扫描仪的操作方法。

（2）掌握外标两点法的定量方法。

（3）掌握含量测定和计算方法。

【原理】

大山楂丸中的主要成分是山楂，而山楂中含有许多有机酸，可开胃消食，用于食积内停所致的食欲不振、消化不良、脘腹胀闷，其中，熊果酸为主要有效成分。本实验应用薄层扫描法测定了熊果酸的含量，具有简便、灵敏、可靠、重现性好的优点。

【仪器与试剂】

1. 仪器　薄层扫描仪、分析天平、定量毛细管、薄层涂布器。

2. 试剂　大山楂丸、熊果酸对照品、薄层层析用硅胶 G、其他试剂均为分析纯。

【方法】

（1）对照品溶液的制备。取熊果酸对照品适量，精密称定，加无水乙醇制成每 1ml 含 0.5mg 的溶液，作为对照品溶液。

（2）供试品溶液的制备。取 "重量差异" 项下的本品，剪碎，混匀，取约 3g，精密称定，加水 30ml，加硅藻土 2g，搅匀，过滤，残渣用 30ml 水洗涤，100℃烘干，连同滤纸一并置于索氏提取器中，加乙醚适量，加热回流提取 4 小时，提取液回收溶剂至干，残渣用石油醚（30~60℃）浸泡 2 次（每次约 2 分钟），每次 5ml，倾去石油醚液，残渣加无水乙醇 – 三氯甲烷（3：2）的混合溶液适量，加热使其溶解，转移至 5ml 量瓶中，用上述混合溶液稀释至刻度，摇匀，作为供试品溶液。

（3）测定。分别精密吸取供试品溶液 5μl、对照品溶液 4μl 与 8μl 点样，以环己烷 – 三氯甲烷 – 乙酸乙酯 – 甲酸（20：5：8：0.1）为展开剂，展开，取出，晾干，喷以 10% 硫酸乙醇溶液，在 110℃加热至斑点显色清晰，按薄层色谱法进行扫描。扫描波长如下，A_s=535nm，A_R=650nm，用薄层扫描仪测定供试品吸光度积分值与对照品吸光度积分值，计算，即得。

（4）结果判定。本品每丸含山楂以熊果酸（$C_{30}H_{48}O_3$）计，不得少于 7.0mg。

【结果】

（1）原始记录。包括薄层扫描图、对照品和样品的峰面积。

（2）利用外标两点法计算含量，并折合成每丸中熊果酸的含量，与药品标示量比较，判断是否合格。

> **注意事项**
>
> （1）扫描方法可采用单波长扫描或双波长扫描。如采用双波长扫描，应选用待测斑点无吸收或最小吸收的波长为参比波长，供试品色谱图中待测斑点的比移值（峰值）、光谱扫描得到的吸收光谱图或测得的光谱最大吸收和最小吸收应与对照标准溶液相符，以保证测定结果的准确性。薄层色谱扫描定量测定应保证供试品斑点的量在线性范围内，必要时可适当调整供试品溶液的点样量。供试品与标准物质同板点样、展开、扫描、测定和计算。
>
> （2）薄层色谱扫描用于含量测定时，通常采用线性回归二点法计算，如线性范围很窄，可用多点法校正多项式进行回归计算。供试品溶液和对照标准溶液交叉点应于同一薄层板上，供试品点样不得少于2个，标准物质每一浓度不得少于2个。扫描时应沿展开方向扫描，不可横向扫描。

【思考题】

试比较用曲线校直法与回归法定量的优缺点。

五、气相色谱法

气相色谱仪是用于分离复杂样品中的化合物的化学分析仪器，不同的样品具有不同的理化性质，与特定的固定相有着不同的相互作用，因而会被流动相以不同的速率带动。化合物从柱末端流出时即可被检测器检测到，产生相应的信号，并被转化为电信号输出。载气的流速、温度等均可影响化合物流出的顺序及保留时间。

■ 标准操作方法

1. 操作前的准备

（1）环境条件。气相色谱仪一般在5~35℃的条件下即可正常操作。环境湿度一般要求在20%~85%为宜。

（2）气源。气源载气有氮气、氦气、氢气等，常用氦气或氮气作载气。气相色谱仪所用气源纯度要求在 99.999% 以上。

（3）供试溶液的配制。用规定溶液配制成供试品溶液。定量测定时，对照品溶液和供试品溶液均应分别配制 2 份。

（4）检查上次使用记录和仪器状态。①检查色谱柱是否适用于本次实验，使用中若发现某些异常，如灵敏度降低、保留时间延长、出现波动状的基线等，应重新进行气路检漏；②样品中所含高沸点组分易附着在气路的管壁上而造成污染，需要经常清洗管路；③气化室及色谱柱与检测器之间的连接管道需用无水乙醇或丙酮清洗，并通气吹干；④仪器是否完好，仪器的各开关是否处于关断的位置。

2. 气相色谱仪的操作

（1）载气钢瓶、减压阀的操作。载气钢瓶远离热源、火源，避免暴晒及强烈震动，操作时严禁敲打，发现漏气应及时修好，用后气瓶的残余压力不应小于 980kPa。在气相色谱分析中，首先检查减压阀的调节杆是否处于释放状态，打开高压阀，缓缓旋动减压阀，将调节杆调至工作压力。关闭气源时，先关闭减压阀，再关闭钢瓶阀门，再开启减压阀，排除减压阀内气体，最后松开调节螺杆。

（2）色谱的操作。色谱柱为填充柱或毛细管柱。柱温箱控温精度应在 ±1℃，且每小时温度波动小于 0.1℃。温度控制系统分为恒温和程序升温两种。气相色谱法的检测器有氢火焰离子化检测器（FID）、热导检测器（TCD）、氮磷检测器（NPD）、火焰光度检测器（FPD）、电子捕获检测器（ECD）、质谱检测器（MS）等。选择与实验相匹配的色谱柱、温控系统及检测器。一般用氢火焰离子化检测器，用氢气作为燃气，空气作为助燃气。在使用火焰离子化检测器时，检测器温度一般应高于柱温，不得低于 150℃，以免水汽凝结。

3. 进样操作 在气相色谱分析中，一般采用溶液直接进样、自动进样或顶空进样。进样量应控制在可瞬间气化，并能达到分离要求及线性响应的允许范围内。通常用丙酮洗针 3~4 次，吸取相应体积的样品，进样动作越快越好。

4. 色谱数据的收集和处理

（1）进样的同时启动数据处理机，开始采集和处理色谱信息，最后一峰出完后，应继续走一段基线，确认再无组分流出，方可结束记录。

（2）色谱系统适用性试验应符合《中国药典》的要求，包括指定峰计算得到的理论塔板数（n）、拖尾因子（T）、相邻峰之间的分离度（R）和重复性 4 个参数。

（3）测定结果的处理（内标法）。按各品种项下的规定，精密称（量）取对照品和内标物，配制成溶液，分别精密取一定量注入仪器，记录色谱图，测定对照品和供试品待测成分的峰面积（或峰高），按下式计算含量。

$$含量（C_x）= f \cdot \frac{A_x}{A_s} \cdot C_S$$

式中，A_x 和 A_s 分别为供试品和内标物的峰面积，C_x 和 C_s 分别为供试品和内标物的浓度，f 为内标法校正因子。将计算结果根据稀释倍数、取样量和标示量折算为稀释前浓度。

5. 清洗和关机　仪器在测定完毕后，退出工作站，关闭检测器。关闭空气发生器、氢气发生器，设置柱温箱、进样口、检测器温度为 30~50℃，待检测器温度降至 100℃ 以下且进样口温度降至 100℃ 以下时，关闭载气。关闭软键盘，关闭主机，切断电源。待压力全部归零后，松开减压阀。做好使用登记，内容包括日期、检品、使用小时数、仪器使用前后状态等。

实验二十七　气相色谱法测定藿香正气水中乙醇（甲醇）的含量

【目的】

（1）掌握气相色谱法进行定量分析的基本方法。

（2）学会使用气相色谱仪。

（3）了解测定重量校正因子的方法。

【原理】

藿香正气水为乙醇制剂，由苍术、陈皮、广藿香等 10 味药组成。药典规定，采用气相色谱法测定藿香正气水中乙醇的含量应 ≥ 40%。由于制剂中可能会含有一定量的甲醇，其含量会直接影响药效及副作用。为了有效地控制产品的质量并保证临床用药的安全性，需测定藿香正气水中甲醇的残留量，甲醇含量不超过 0.05%（ml/ml）。

气相色谱法既可定性分析，又可定量分析。由于检测器对各组分的灵敏度不同，相同浓度的不同样品在色谱图上的峰面积不同，须进行校正，因此首先要测定重量校正因子 f_g。

$$f_g = \frac{m_i \cdot A_s}{m_s \cdot A_i}$$

式中，m_i 为对照品乙醇或甲醇的重量（g）；m_s 为内标物正丁醇的重量（g）；A_i 为对照品乙醇或甲醇的峰面积；A_s 为内标物正丁醇的峰面积。

因藿香正气水中的组分并不能全部分离出峰，故采用内标法，以正丁醇为内标物。

按下式计算。

$$EtOH\% = f_g \cdot \frac{A \cdot m_s}{A_s \cdot m} \times 100\%$$

式中，m_s 为内标物正丁醇的重量（g）；m 为藿香正气水的重量（g）；A 为样品中乙醇或甲醇的峰面积；A_s 为内标物正丁醇的峰面积；f_g 为重量校正因子。

【仪器与试剂】

1. 仪器　气相色谱仪、1μl 微量注射器、分析天平、10ml 容量瓶、100ml 烧杯。

2. 试剂　藿香正气水、无水乙醇（优级纯）、甲醇（优级纯）、正丁醇（优级纯）。

【方法】

（1）重量校正因子的测定。取干燥、洁净的 10ml 容量瓶，用分析天平精密称量后，吸取无水乙醇（或甲醇）3.0ml 至瓶中精密称量，然后再吸取内标物正丁醇 3.0ml，精密称量，即可求得 m_i（乙醇重量或甲醇重量）和 m_s（正丁醇重量）。将容量瓶摇匀，用微量注射器吸取 1μl 进样。色谱条件如下：聚乙二醇柱（如 DB-WAX），柱温为 60~80℃，进样口温度为 150~250℃，检测器温度为 220~250℃，氢火焰离子化检测器，载气为 N_2，连续进样 3 次，测得乙醇（或甲醇）和正丁醇的平均峰面积 A_i 和 A_s，计算 f_g。

（2）藿香正气水中乙醇（甲醇）的含量测定。将干燥、洁净的 10ml 容量瓶，用分析天平精密称量后，加入 4.0ml 藿香正气水样品，精密称量，然后再加内标物正丁醇 1.5ml，精密称量，即可求得 m 和 m_s。将容量瓶摇匀，测定条件与操作同上，测出 A 和 A_s，从而求得藿香正气水中乙醇（甲醇）的含量。

【结果】

（1）原始记录。记录对照品、供试品、内标物浓度，峰面积，峰高，气相色谱图。

（2）计算含量（注意需要折合成稀释前浓度），与药品标示量比较，判断是否合格。

计算公式如下。

$$EtOH\% = f_g \cdot \frac{A \cdot m_s}{A_s \cdot m} \times 100\%$$

式中，f_g 为重量校正因子；A 为样品中乙醇或甲醇的峰面积；A_s 为内标物的峰面积；m_s 为内标物重量（g）；m 为样品重量（g）。

注意事项

（1）严格按照标准操作方法正确使用气相色谱仪。

（2）氢气钢瓶附近杜绝火源。

（3）所得校正因子的相对标准偏差不得大于 2.0%。

【思考题】

1. 内标物应符合哪些条件？

2. 气相色谱法用于定量分析时可采用哪几种方法？

六、高效液相色谱法

高效液相色谱法是一种现代液相色谱法，其基本方法是用高压输液泵将流动相泵入装有填充剂的色谱柱中，注入的供试品被流动相带入柱内进行分离后，各成分会先后进入检测器，用记录仪或数据处理装置记录色谱图并进行数据处理，得到测定结果。由于应用了各种特性的微粒填料和加压液体流动相，本法具有分离能力强、分析速度快的特点。

高效液相色谱法适用于能在含有特定填充剂的色谱柱上进行分离的药品的分析测定，特别是多组分药品的测定、杂质检查和大分子物质的测定。

标准操作方法

1. 操作前的准备

（1）流动相的准备。用高纯度的试剂配制流动相，必要时用紫外分光光度法进行溶剂检查，应符合要求。水应为新鲜制备的高纯水，可用超级纯水器制得或用重蒸馏水。凡规定 pH 的流动相，应使用精密 pH 计进行调节。配制好的流动相应用适宜的 0.45μm 滤膜滤过，使用前脱气。应配制足量的流动相备用。

（2）供试溶液的配制。用规定溶液配制成供试品溶液。定量测定时，对照品溶液和供试品溶液均应分别配制 2 份。供试品溶液在注入色谱仪前，一般应用适宜的 0.45μm 滤膜滤过。必要时，在配制供试品溶液前，样品需经预净化，以免污染色谱系统或影响色谱分离。

（3）检查上次使用记录和仪器状态。检查色谱柱是否适用于本次实验，色谱柱进出口位置是否与流动相的流向一致，原保存溶剂与现用流动相能否相溶，流动相的

pH 与该色谱柱是否相适应，仪器是否完好，仪器的各开关是否处于关闭的位置。

2. 高效液相色谱仪的操作

（1）高压输液泵的操作。用流动相冲洗滤器，再把滤器浸入流动相中，启动泵。打开泵的排放阀，用专用注射器从阀口抽出流动相约 20ml，设置高流速（如 9ml/min）或用冲洗键（PURGE）进行冲泵排气，观察到出口处流动相呈连续液流后，将流速逐步回零或按停止键（STOP）停止冲洗，关闭排放阀。将流速调节至分析用流速，对色谱柱进行平衡，同时观察压力指示应稳定，用干燥滤纸片的边缘检查柱管各连接处是否有渗漏。初始平衡时间一般约需 30 分钟，如为梯度洗脱，应在仪器上设置梯度程序，用初始比例的流动相对色谱柱进行平衡。

（2）紫外可见检测器的操作。开启检测器电源开关，选择光源（氘灯或钨灯），选定检测波长，测试参比和样品光路的信号是否符合要求，设置吸光度和检测响应时间（一般大于 1 秒），设置满刻度吸收值。

3. 进样操作　进样器参数设定：在进样模式中输入进样量 ×× μl。"标准进针"——只能输入进样体积此方式无洗针功能。"针清洗后进样"——可以输入进样体积和洗瓶位置，此方式中，从样品瓶中抽完样品后会在洗瓶中洗针。进样器进样程序参数设定：选中使用进样程序，在"函数"中添加相应函数即可按程序进样。

4. 色谱数据的收集和处理

（1）进样的同时启动数据处理机，开始采集和处理色谱信息，最后一峰出完后，应继续走一段基线，确认再无组分流出，方可结束记录。根据第一张预实验的色谱图，适当调整衰减、纸速、记录时间等参数，使色谱图上的色谱信号有一定强度。定量测定中，一般峰顶不得超过记录满量程，再按进样操作进行正式分析操作。含量测定的对照溶液和样品供试溶液每份至少进样 2 次，由全部进样结果（$n \geq 4$）求得平均值，相对标准偏差（RSD）一般应不大于 1.5%。

（2）色谱系统适用性试验应符合《中国药典》的要求，包括指定峰计算得到的理论塔板数（n）、拖尾因子（T）、相邻峰之间的分离度（R）和重复性 4 个参数。

（3）测定结果处理。内标法操作方法如下。按各品种项下的规定，精密称（量）取对照品和内标物质，分别配成溶液，精密量取适量，混合，配成测定校正因子用的对照溶液。取一定量注入仪器，记录色谱图。测定对照品和内标物质的峰面积或峰高，按下式计算校正因子。

$$校正因子(f) = \frac{A_S / C_S}{A_R / C_R}$$

式中，A_s 为内标物质的峰面积或峰高；A_R 为对照品的峰面积或峰高；C_S 为内标物质的浓度；C_R 为对照品的浓度。

再取各品种项下含有内标物质的供试品溶液，注入仪器，记录色谱图，测定供试品中待测成分和内标物质的峰面积或峰高，按下式计算含量。

$$含量(C_X) = f \cdot \frac{A_x}{A'_S / C'_S}$$

式中，A_x 为供试品的峰面积或峰高；C_x 为供试品的浓度；A'_s 为内标物质的峰面积或峰高；C'_S 为内标物质的浓度；f 为校正因子。

采用内标法可避免因样品前处理或进样体积误差对测定结果的影响。

外标法操作方法如下。按各品种项下的规定，精密称（量）取对照品和供试品，配制成溶液，分别精密取一定量，注入仪器，记录色谱图，测定对照品和供试品待测成分的峰面积（或峰高），按下式计算含量。

$$含量(C_X) = C_R \cdot \frac{A_X}{A_R}$$

式中，A_X 和 A_R 分别为供试品和对照品的峰面积，C_X 和 C_R 分别为供试品和对照品的浓度。将计算结果根据稀释倍数、取样量和标示量折算为标示量的百分含量。

由于微量注射器不易精确控制进样量，当采用外标法测定供试品中成分或杂质含量时，以定量环或自动进样器进样为好。

5.清洗和关机　分析完毕后，先关闭检测器和数据处理机，再用经滤过和脱气的适当溶剂清洗色谱系统，正相柱一般用正己烷，反相柱如使用过含盐流动相，则先用水然后用甲醇－水冲洗，再用甲醇冲洗，各种冲洗剂一般冲洗 15~30 分钟，特殊情况应延长冲洗时间。冲洗完毕后，逐步降低流速至零，关泵，进样器也应用相应溶剂冲洗，可用进样器所附的专用冲洗接头。最后关断电源，做好使用登记，内容包括日期、检品、色谱柱、流动相、柱压、使用小时数、仪器使用前后状态等。

实验二十八　高效液相色谱法测定双黄连口服液中黄芩苷的含量

【目的】

（1）练习使用高效液相色谱仪。

（2）掌握外标法测定双黄连口服液中黄芩苷的含量和计算方法。

【原理】

高效液相色谱法是以液体作为流动相的一种重要的色谱分析法。采用高压泵输送流动相，分离、定性及定量过程都通过仪器来完成。除了有快速、高效的特点外，还能分离沸点高、分子量大、热稳定性差的试样。利用高效液相色谱法分离双黄连口服液中的黄芩苷，在波长 274nm 处进行检测。在药物分析中，为了减小实验条件波动对分析结果的影响，采用随行外标一点法定量，即每次测定都同时对对照品和供试品溶液进行测定。

【仪器与试剂】

1. 仪器　高效液相色谱仪、超声波提取器、分析天平、微量注射器、色谱柱、容量瓶（25ml、50ml）。

2. 试剂　黄芩苷对照品（中国药品生物制品检定所）、双黄连口服液（三精制药）、甲醇（色谱纯）、冰醋酸（AR）、双蒸水。

【方法】

（1）色谱条件。色谱柱：Thermo Hypersil C_{18} 柱（250mm×4.6mm×5μm）；流动相：甲醇 – 水 – 冰醋酸（50∶50∶1）；检测波长：274nm；柱温：30℃；流速：1.0ml/min；理论塔板数：按黄芩苷峰计算应不低于 1500。

（2）对照品溶液的制备。精密称取在 60℃减压干燥 4 小时的黄芩苷对照品适量，加 50% 甲醇制成每 1ml 含 0.1mg 的溶液，0.45μm 滤膜滤过，即得浓度为 0.1216mg/ml 的样液。

（3）供试品溶液的制备。精密量取本品 1ml，置 50ml 容量瓶中，加 50% 甲醇适量，超声处理 20 分钟，放置至室温，加 50% 甲醇稀释至刻度，摇匀，0.45μm 滤膜滤过，即得。

（4）样品测定。分别精密吸取对照品溶液 10μl 与供试品溶液 5μl，注入高效液相色谱仪，测定，即得。本品每 1ml 含黄芩以黄芩苷（$C_{21}H_{18}O_{11}$）计，不得少于 8mg。

【结果】

（1）原始记录。记录色谱图，得 A_X 和 A_R。

（2）计算含量，与药品标示量比较，判断是否合格。

注意事项

（1）开机时，打开排气阀，泵流量为 5ml/min，若此时显示压力大于 10bar，则应更换排气阀内过滤白头。

（2）使用高效液相色谱仪前，旋开（逆时针）排气阀，排气泡，设置流速为 5ml/min，柱压应保持在 10bar 以内，一般排气时间为 3~5 分钟（时间以实际情况为准）。过滤不要使用多日存放的蒸馏水（易长菌），防止堵塞。

（3）流动相使用前必须进行脱气处理，可用超声波振荡 10~15 分钟。

（4）仪器不用时，水相和有机相的滤头都要浸泡在甲醇中保存，防止滤头堵塞。使用 100% 甲醇封柱。

【思考题】

1. 高效液相色谱仪在样品检测过程中设置的主要仪器参数有哪些？

2. 与紫外-可见分光光度计相比，高效液相色谱仪在样品检测中具有哪些不同和优势？

实验二十九　高效液相色谱法测定金银花中绿原酸的含量

【目的】

（1）掌握高效液相色谱法定量分析的基本方法。

（2）学会使用高效液相色谱仪。

（3）掌握中药材的质量控制方法。

【原理】

高效液相色谱法是以液体作为流动相的一种重要色谱分析法，它选用颗粒很细的高效固定相，采用高压泵输送流动相，分离、定性及定量过程都通过仪器来完成。除了有快速、高效的特点外，还能分离沸点高、分子量大、热稳定性差的试样。金银花中绿原酸为其代表性成分，其水溶性、醇溶性都较好，利用超声的方法可以将其提取完全。高效液相色谱法对多组分的混合物能实现分离和定量，是中药材常用的质量控制方法。

【仪器与试剂】

1. 仪器　电子天平、超声仪、高效液相色谱仪、十八烷基硅烷键合硅胶色谱柱、容量瓶、锥形瓶。

2. 试剂　甲醇（分析纯）、乙腈（色谱纯）、绿原酸对照品、金银花药材。

【方法】

（1）色谱条件与系统适用性试验。色谱柱：Thermo Hypersil C_{18} 柱（250mm×4.6mm×5μm）；流动相：乙腈 – 0.4%磷酸溶液（13∶87）；检测波长：327nm；柱温：30℃；流速：1.0ml/min；理论塔板数：按绿原酸峰计算应不低于1000。

（2）对照品溶液的制备。精密称取绿原酸对照品适量，置棕色量瓶中，加50%甲醇制成每1ml含40μg的溶液，即得（10℃以下保存）。

（3）供试品溶液的制备。取本品粉末（过四号筛）约0.5g，精密称定，置具塞锥形瓶中，精密加入50%甲醇50ml，称定重量，超声处理（功率250W，频率35kHz）30分钟，称定重量，用50%甲醇补足减失的重量，摇匀，滤过，精密量取续滤液5ml，置25ml棕色量瓶中，加50%甲醇至刻度，摇匀，即得。

（4）测定。分别精密吸取对照品溶液与供试品溶液各5~10μl，注入液相色谱仪，测定，即得。按干燥品计算，本品含绿原酸（$C_{16}H_{18}O_9$）不得少于1.5%。

【结果】

（1）原始记录。记录色谱图峰面积、保留时间和称样量。

（2）在记录的色谱图中，供试品溶液主峰的保留时间应与对照品溶液主峰的保留时间一致。

（3）计算含量，判断是否合格。

$$标示量的含量（\%）=\frac{A_样×f_样×W_对×S×\overline{W_样}}{A_对×f_对×W_样×标示量}×100\%$$

式中，A 为色谱峰面积；f 为稀释倍数；W 为取样量（g）；S 为对照品纯度。

注意事项

（1）氘灯是易耗品，应最后开灯，不分析样品时即关灯。

（2）实验中所用的量瓶和移液管均应经检定、校正，在洗净后使用。

（3）进样前，色谱柱必须用流动相充分冲洗，使基线平衡。

（4）不同品牌和填料的色谱柱保留时间、分离度和塔板数都会有所不同。

【思考题】

1. 测定结束后应如何清洗色谱柱？

2. 高效液相色谱仪在使用过程中应注意些什么？

实验三十　高效液相色谱法测定诺氟沙星滴眼液含量

【目的】

（1）掌握高效液相色谱的操作方法。

（2）掌握含量测定和计算方法。

【仪器与试剂】

1. 仪器　高效液相色谱仪、电子天平（感量 0.1mg）、酸度计、吸量管、容量瓶。

2. 试剂　磷酸、三乙胺、乙腈、盐酸、诺氟沙星滴眼液、诺氟沙星对照品、环丙沙星对照品和依诺沙星对照品。

【方法】

（1）色谱条件与系统适用性试验。用十八烷基硅烷键合硅胶为填充剂，以 0.025mol/L 磷酸溶液（用三乙胺调节 pH 至 3.0 ± 0.1）– 乙腈（87∶13）为流动相，检测波长为 278nm。称取诺氟沙星对照品、环丙沙星对照品和依诺沙星对照品各适量，加 0.1mol/L 盐酸溶液适量使其溶解，用流动相稀释，制成每 1ml 中含诺氟沙星 25μg、环丙沙星和依诺沙星各 5μg 的混合溶液。取 20μl 注入液相色谱仪，记录色谱图，诺氟沙星峰的保留时间约为 9 分钟。诺氟沙星峰与环丙沙星峰和诺氟沙星峰与依诺沙星峰间的分离度均应大于 2.0。

（2）测定法。精密量取本品适量，用流动相定量稀释，制成每 1ml 中约含诺氟沙星 25μg 的溶液作为供试品溶液。精密量取 20μl 注入液相色谱仪，记录色谱图。另精密称取诺氟沙星对照品，用流动相定量稀释，制成每 1ml 中约含诺氟沙星 25μg 的溶液，同法测定，按外标法以峰面积计算，即得。

【结果】

（1）原始记录，记录色谱图峰面积、保留时间及称样量。

（2）在记录的色谱图中，供试品溶液主峰的保留时间应与对照品溶液主峰的保留时间一致。

（3）计算含量，判断是否合格。计算公式如下。

$$标示量的百分含量（\%）=\frac{A_{样}\times f_{样}\times W_{对}\times S\times \overline{W_{样}}}{A_{对}\times f_{对}\times W_{样}\times 标示量}\times 100\%$$

$$百分含量（\%）=\frac{A_{样}\times f_{样}\times W_{对}\times S}{A_{对}\times f_{对}\times W_{样}\times 1000}\times 100\%$$

式中，A 为色谱峰面积；f 为稀释倍数；W 为取样量（g）；S 为对照品纯度。

注意事项

（1）实验中所用的容量瓶和移液管均应经检定、校正，在洗净后使用。

（2）酸度计使用时，注意缓冲溶液的选择是否合适。

（3）不同品牌和填料的色谱柱保留时间、分离度和塔板数都会有所不同。

七、气相色谱－质谱联用法

气相色谱法系采用气体（载气）为流动相，流经装有填充剂的色谱柱进行分离测定的色谱方法。化合物或其衍生物气化后，被载气带入色谱柱进行分离，各组分先后进入检测器，用数据处理系统记录色谱信号。质谱法是使待测化合物生成气态离子，再按质荷比（m/z）对离子进行检测的分析方法。气相色谱－质谱联用法是将气相色谱的分离能力与质谱的鉴定能力结合起来，进行定性、定量分析的基本分析技术。

■标准操作方法

1. 启动 GC/MS

1）打开电源。依次打开 GC 模块、MS 模块、计算机电源，进入实时分析界面。

2）系统配置。在系统配置中，配置自动进样器、进样单元、毛细管柱类型、检测器。

3）启动系统。在真空控制界面中，选择自动启动，机械泵开始工作。当达到一定真空度后，涡轮分子泵开始工作（整个过程大约需要 5 小时）。

2. 创建方法文件

1）设置 GC 参数。首先设置进样口温度及进样方式，然后设置柱温程序（包括柱初始温度、升温速率、最终温度、保持时间等），再设置流量控制方式及流量，最后设置分流比、隔垫吹扫和尾吹等。

2）设置 MS 参数。首先设置离子源和接口温度，然后设置溶剂延迟时间，最后设置采集方式及质量范围。

3. 调谐及结果查看

1）调谐。在实时分析界面中选择"调谐"，并选择要使用的灯丝，之后仪器开始自动调谐。调谐完成后，保存调谐文件。

2）结果查看。①峰形应该对称且不应有明显的分叉；②半高峰宽值应在 0.6 ± 0.1 范围内；③检测器电压不应超过 1.5kV；④基峰值应是 18 或 69；⑤ m/z 502 的相对强度比率应大于 2%；⑥ m/z 69 的峰强度至少是 m/z 28 峰强度的 2 倍。只有同时满足以上 6 条调谐才能通过。

4. 数据采集

1）打开方法文件，并下载参数。

2）在样品信息对话框中输入样品名称、样品瓶号、进样体积等参数，同时选择调谐文件，确定后，仪器开始采集数据。

5. 定性分析

1）进入再解析界面，选择"定性分析"。在数据浏览器中打开要处理的文件。

2）相似度检索。移动光标到色谱峰顶点处，即可显示此处的质谱图，然后利用差减质谱工具扣除背景，最后利用相似度检索工具，完成相似度检索。

6. 定量分析

1）创建组分表。进入峰积分界面，设置积分参数。在向导对话框中设置定量方法、校准曲线点数、拟合类型、单位等参数，输入标准溶液的浓度值、参考离子个数等参数。最后在设置完成后保存方法文件。

2）作校准曲线。首先调出批处理表，在批处理表中输入相应的信息和参数（"样品类型"中设置标准溶液为"1：Standard"，未知样品为"0：Unknown"，"级别号"中数字依次对应标准溶液的不同浓度）。运行批处理程序，运行完成后，在标准曲线界面中调用该方法文件，即可得到标准曲线。

实验三十一　白酒中塑化剂的测定

【目的】

（1）掌握气相色谱–质谱仪的操作方法。

（2）掌握标准曲线的定量方法。

【原理】

塑化剂，又称增塑剂，是工业上被广泛使用的高分子材料助剂。在塑料加工中添加这种物质，可以使其柔韧性增强、容易加工，可合法用于工业用途，但被列入食品中可能违法添加的非食用物质和易被滥用的食品添加剂名单。因此，食品中塑化剂不能超出国家标准范围。塑化剂的种类很多，国际要求中需要检测的有 16 种。

采用气相色谱–质谱联用仪对经提取、净化后的白酒进行测定。采用选择离子扫描模式（SIM），以碎片的丰度比定性，用外标法定量。

【仪器与试剂】

1.仪器 气相色谱–质谱联用仪、离心机（转速不低于 4000r/min）、振荡器。

2.试剂 白酒、正己烷（色谱纯）、16 种邻苯二甲酸酯标准品。

【方法】

（1）标准储备液的制备。称取 16 种邻苯二甲酸酯标准品，用正己烷配制成 1000mg/L 的储备液，于 4℃冰箱中避光保存。

（2）标准溶液的制备。将标准储备液用正己烷稀释至浓度为 0.5、1.0、2.0、4.0、8.0mg/L 的标准系列溶液待用。

（3）试样制备。量取混合均匀的试样 5.0ml，加入正己烷 2.0ml，振荡 1 分钟，静置分层（必要时 4000r/min 离心 5 分钟），取上清液即得。

（4）测定。

1）色谱条件如下。色谱柱：Hp–5MS 石英毛细管柱（30m×0.25mm×0.25μm）或相当型号色谱柱；进样口温度：250℃；程序升温：初始温度 60℃，保持 1 分钟，以 20℃/min 升温至 220℃，保持 1 分钟，再以 5℃/min 升温至 280℃，保持 4 分钟；载气：氦气（纯度≥99.999%），流速 1ml/min；进样方式：不分流进样；进样量：1μl。

2）质谱条件如下。接口温度：280℃；电离方式：电子轰击离子源（EI）；监测方式：选择离子扫描模式（SIM）；检测离子参见附表；电离能量：70eV；溶剂延迟：5 分钟。

（5）定性确认。

在仪器测定条件下，试样和标准品的选择离子色谱峰在相同保留时间处（±0.5%）出现，并且对应质谱碎片离子的质荷比与标准品一致，其丰度比应与标准品相符合。相对丰度＞50% 时，允许 ±10% 的偏差；相对丰度 20%~50% 时，允许 ±15% 的偏差；相对丰度 10%~20% 时，允许 ±20% 的偏差；相对丰度≤10% 时，允许 ±50% 的偏差，此时可定性确认目标分析物。各邻苯二甲酸酯类化合物的保留时间、定性离子和定量离子参见表 2-10。

（6）定量分析。

本实验采用外标校准曲线法定量测定。以各邻苯二甲酸酯化合物的标准溶液浓度为横坐标，各自定量离子的峰面积为纵坐标，作标准曲线线性回归方程，将试样的峰面积与标准曲线比较以定量。

【结果】

（1）原始记录。记录总离子流色谱图（TIC）和质量色谱图（MC）。

（2）根据浓度和峰面积制作标准曲线，并求出样品中各组分的含量。

注意事项

（1）气相色谱中的进样隔垫一定要选择质谱专用的低流失进样隔垫。

（2）毛细管柱一定选择带有"MS"字样的质谱专用色谱柱。

（3）真空度符合要求（1.5×10^{-4}MPa）后才能进行实验。

（4）浓度大的样品一定要在稀释后再上机试验，否则可能污染色谱柱及离子源。

表 2-10　邻苯二甲酸酯类化合物的保留时间、定性离子和定量离子

序号	中文名称	保留时间/min	定性离子及其丰度比	定量离子（m/z）	辅助定量离子（m/z）
1	邻苯二甲酸二甲酯	7.79	163：77：135：194 （100：18：7：6）	163	77
2	邻苯二甲酸二乙酯	8.66	149：177：121：222 （100：28：6：3）	149	177
3	邻苯二甲酸二异丁酯	10.41	149：223：205：167 （100：10：5：2）	149	223
4	邻苯二甲酸二丁酯	11.17	149：223：205：121 （100：5：4：2）	149	223
5	邻苯二甲酸二（2-甲氧基）乙酯	11.51	59：149：193：251 （100：33：28：14）	59	149 193
6	邻苯二甲酸二（4-甲基 –2-戊基）酯	12.26	149：251：167：221 （100：5：4：2）	149	251
7	邻苯二甲酸二（2-乙氧基）乙酯	12.59	45：72：149：221 （100：85：46：2）	45	72
8	邻苯二甲酸二戊酯	12.95	149：237：219：167 （100：22：5：3）	149	237

序号	中文名称	保留时间/min	定性离子及其丰度比	定量离子/（m/z）	辅助定量离子/（m/z）
9	邻苯二甲酸二己酯	15.12	104：149：76：251（100：96：91：8）	104	149 76
10	邻苯二甲酸丁基苄基酯	15.28	149：91：206：238（100：72：23：4）	149	91
11	邻苯二甲酸二（2-丁氧基）乙酯	16.74	149：223：205：278（100：14：9：3）	149	223
12	邻苯二甲酸二环己酯	17.40	149：167：83：249（100：31：7：4）	149	167
13	邻苯二甲酸二（2-乙基）己酯	17.65	149：167：279：113（100：29：10：9）	149	167
14	邻苯二甲酸二苯酯	17.78	225：77：153：197（100：22：4：1）	225	77
15	邻苯二甲酸二正辛酯	20.05	149：279：167：261（100：7：2：1）	149	279
16	邻苯二甲酸二壬酯	22.60	57：149：71：167（100：94：48：13）	57	149 71

八、液相色谱－质谱联用法

质谱法是使待测化合物产生气态离子，再按质荷比（m/z）将离子分离并进行检测的分析方法。质谱法可提供分子质量和结构的信息用于定性分析，定量测定可采用内标法或外标法。

■ 标准操作方法

1. 开机

（1）质谱仪开机前检查。调节氮气发生器压力表输出压力为 0.55~0.69MPa，调节高纯氦钢瓶减压表输出压力为 0.356~0.55MPa，确认前级泵的气镇阀处于关闭状态。

（2）首先开启计算机并登录进入 Windows 界面，依次打开各电源开关，启动前级泵，使涡轮泵开始工作，等待 1 分钟左右。

（3）如果只想启动离子阱，可以只点击启动离子阱控制软件。

（4）软件启动完成后，仪器自动处于待机状态，待仪器真空度达到 1.2×10^{-5}~2.0×10^{-5}mbar。

2. 校正与调谐　为了获得高品质、准确的质量图，必须使液相质谱仪的灵敏度达到最优化，准确确认质量。将标准调谐液导入液相质谱仪并产生离子来完成校正和调谐。如果质量数偏差超过 0.2amu，则应该做自动校准。

3. 创建方法文件　建立一个扫描方法，设定高效液相及质谱参数，如柱温箱参数、检测波长、N_2 流量、干燥气流量、干燥温度、离子扫描模式、质量采集范围、输入控制泵参数、梯度组成、检测器参数、目标质量数（母离子）、打碎电压、背景干扰离子等。

4. 质谱数据　测定总离子流色谱图（TIC）、提取离子流色谱图（EIC）以及基峰色谱图（BPC）。

5. 定性分析　按各品种项下规定的方法配制供试品溶液，在相同的仪器及分析条件下，直接进样或流动注射进样，分别测定对照品和供试品的质谱，以 m/z 为横坐标，以离子的相对丰度为纵坐标，测定物质的质谱。高分辨质谱仪可以测定物质的准确分子量。观察特定 m/z 处离子的存在，可以鉴别药物、杂质或非法添加物。

6. 定量分析　采用选择离子检测、选择反应检测或多反应检测，采用外标法或内标法定量。内标化合物可以是待测化合物的结构类似物或其稳定同位素（如 ^2H、^{13}C、^{15}N）标记物。分别配制一定浓度的供试品及杂质对照品溶液，进行液相色谱 – 质谱分析。若供试品溶液在特征 m/z 处离子的响应值（或响应值之和）小于杂质对照品溶液在相同特征 m/z 处离子的响应值（或响应值之和），则供试品所含杂质符合要求。

7. 报告　在离线数据分析软件上调取图谱及数据。

8. 关机

（1）确认前级泵上的气镇阀处于关闭状态。

（2）首先关闭检测器，将流速设置为 0ml/min，关闭泵，再关闭柱温箱，让电离源冷却，再次确认前级泵气镇阀已经关闭。

（3）待涡轮泵转速降低，关闭电源开关，关闭主电源开关，关闭电脑以及 N_2 和氩钢瓶。

实验三十二　药品及保健食品中茶碱添加量的测定

【目的】

掌握液相色谱–质谱联用仪的操作方法。

【原理】

液相色谱–质谱联用仪是由高效液相色谱将样品混合物分离后进入质谱仪进行检测，在高效液相和质谱仪之间接口装置的主要作用是去除溶剂并通过电离装置使样品离子化，化合物分子失去一个电子形成分子离子，分子离子通过碎裂产生碎片离子，碎片离子还可以进一步碎裂而形成更小的离子，由质量分析装置把不同质荷比的离子分开，经检测器检测之后可以得到样品的质谱图。

【仪器与试剂】

1.仪器　液相色谱 – 质谱联用仪、超声仪、高速离心机（不小于 10000rpm）、5ml 吸量管、50ml 容量瓶。

2.试剂　甲醇（色谱纯）、中药止咳片剂品种。

【方法】

（1）液质联用条件。使用十八烷基键合硅胶为填充剂的液相色谱柱，以水 – 甲醇（70∶30）为流动相，检测波长为 270nm，进样量 10μl，茶碱的理论塔板数应不小于 2000；质谱电喷雾电离源（ESI）源电压 5kV，干燥温度 275℃，毛细管电压 15V，氮气（N_2）流速 40arb，正离子模式和负离子模式检测，采用全扫描一级质谱和全扫描二级质谱（MS/MS）进行扫描，质量采集范围为 100~1000。

（2）对照品溶液制备。精密称取茶碱对照品适量（约 5mg），置于 50ml 容量瓶中，先加入上述流动相溶液适量，超声 10 分钟使之溶解，放冷至室温，加入流动相溶液并定容至刻度，混合均匀，再精密量取 5ml，置于 50ml 容量瓶中，制成 10μg/ml 的对照品溶液。

（3）供试品溶液的制备。以片剂为例，应细致研磨至粉碎，称取适量（约 300mg），加至 50ml 容量瓶中，并加入上述流动相溶液约 45ml，超声提取 10 分钟，放冷至室温，加入流动相溶液定容至刻度，混合均匀。经过夜沉淀后，取上层溶液适量，高速离心（不小于 10000rpm），用上述流动相将上清液稀释 10~100 倍，取 10μl 注入液相色谱仪，进行液质联用分析。

（4）判定。记录供试品与对照品的液相色谱图及一级、二级质谱图，经对比确定供试品中是否含有茶碱。

【结果】

（1）供试品溶液与对照品溶液液相色谱图的主峰保留时间一致。

（2）供试品溶液与对照品溶液的一级、二级质谱图相似度极高（一级质谱图中母离子和碎片离子、二级质谱中的碎片离子相似）。

（3）判定供试品中含有茶碱成分。

注意事项

（1）因为任何原因造成的断电，请关闭仪器面板左下角的开关和仪器左侧板上的总电源。

（2）仪器需要高纯氦气作为碰撞气，输出压力为 0.4MPa，如果输出压力超过 0.6MPa，将损坏仪器内置的电磁阀。

（3）抽真空时请关闭前级泵上的气镇阀，否则可能因为泵油回流而污染真空腔体内部。

（4）请慎用三氟乙酸、有机胺类溶剂添加剂，防止产生离子化抑制。建议禁用强酸、强碱、不挥发性酸及相应的盐（如磷酸盐、硼酸盐、柠檬酸盐等）、表面活性剂、离子对试剂作为溶剂添加剂，防止产生严重的离子化抑制。

（5）清洗离子源时请勿将溶液喷入毛细管入口。

（6）实验结束后，注意不要直接关闭质谱仪，否则仪器会停止气体供应，导致内部污染。

九、永停滴定法

永停滴定法又称死停滴定法或者双极化电极安培滴定法，采用电解池原理，将两个相同的电极（通常为 Pt 电极）插入待测液中，在两个电极之间外加一个低电压（约为几十毫伏），然后进行滴定，记录滴定过程中通过两个电极的电流变化（I-V 曲线），并由电流的变化确定终点。

■ 标准操作方法

ZYZ-2 型自动永停滴定仪为例介绍永停滴定法的标准操作方法。

1. 操作前的准备

（1）环境条件。室温应该控制在 15~30℃，相对湿度应小于 65%。

（2）样品配制。取规定的样品适量，精密称定，置烧杯中，加水 40ml 与盐酸溶液（1→2）15ml，置电磁搅拌器上搅拌至完全溶解，加溴酸钾 2g。

2. ZYT-2 型自动永停仪的操作

（1）将铂电极插入仪器后部电极插座内，将电极放在电极架相应位置上，打开电源开关。

（2）将三通转换阀置于吸液位（将阀体调节帽顺时针旋到底，吸液指示灯亮），按吸液键，泵管活塞下移，标准液被吸入泵体，下移到极限位置时自动停止，再旋转三通阀至注液位（逆时针旋到底，注液指示灯亮），按注液键，泵管活塞上移，先赶走泵体内的气泡，活塞上移到上限位时自动停止。

（3）反复进行上述操作 2~3 次，保证泵体和液体管路中的所有气泡完全排出，同时在整个液体管路中充满标准溶液。

（4）将电极和滴液管下移，浸入被滴液杯中，三通阀置于注液位，设置灵敏度。按《中国药典》要求，根据不同被滴溶液将灵敏度设置为 $10^{-8}A$ 或 $10^{-9}A$。

（5）杯中放入搅拌棒，打开搅拌开关，调节搅拌速度电位器，使搅拌速度适中。

（6）三通阀旋至注液位，按"滴定开始"键，仪器开始自动滴定。先慢滴，后快滴，仪器出现假终点后，将指针返回门限值以下再开始慢滴后快滴，反复多次至终点指针不再返回，约 1 分 20 秒后，终点指示灯亮，同时蜂鸣器响，说明滴定结束，此时数字显示器显示的数字就是实际消耗的标准毫升数。

（7）实验结束，记录数据，整理实验仪器，清洗器具，归位。

实验三十三　费休法测定注射用头孢西丁钠的水分含量

【目的】

（1）了解永停滴定法在水分测定中的应用。

（2）掌握费休水分测定仪的使用。

（3）掌握水分测定和计算方法。

【原理】

本法是根据碘和二氧化硫在吡啶和甲醇溶液中与水定量反应的原理来测定水分含量，采用的标准试液为费休试液，是由碘、二氧化硫、吡啶和甲醇按一定比例组成的。测定原理是利用碘将二氧化硫氧化为三氧化硫时，需要定量的水分参与反应。吡啶和甲醇不仅参与反应，同时还起到溶剂的作用。指示终点的方法有 2 种：①以自身为指示剂，即利用碘的颜色指示终点，终点前溶液呈浅黄色，终点时为红棕色（微过量的费休试剂中碘的颜色）；②永停滴定法，按永停滴定法操作，终点时电流计指针突然偏转，并持续数分钟不返回。

费休水分测定仪就是根据永停滴定法指示终点的原理研制出的适用于受热易被破坏的药物的水分测定的仪器。

【仪器与试剂】

1.仪器　卡尔费休水分测定仪、电子分析天平（十万分之一）、微量进样器。

2.试剂　注射用头孢西丁钠、纯化水。

【方法】

（1）费休试液的配制与标定。

1）配制。一般使用稳定的市售费休试液。市售的费休试液可以是不含吡啶的其他碱化试剂或由不含甲醇的其他伯醇类等制成，也可以是单一的溶液或由两种溶液临用前混合而成。本试液应遮光、密封、阴凉干燥处保存。临用前应标定滴定度。

2）标定。精密称取纯化水 10~30mg，用水分测定仪直接标定，用永停法指示终点，另做空白实验，按下式进行计算。

$$F = \frac{W}{A - B}$$

式中，F 为每 1ml 费休试液相当于水的重量（mg）；W 为称取纯化水的重量（mg）；A 为滴定所消耗的费休试液的体积（ml）；B 为空白所消耗的费休试液的体积（ml）。

（2）供试品测定。精密称取注射用头孢西丁钠适量，用微量进样器注入溶液中，应注意将样品全部加入溶液中，不应沾到侧壁、注射垫、电极杆上。按下测定键，仪器自动进入测定，并等待测定结果。另做空白实验，按下式计算供试品中所含水分的含量。

$$供试品中水分含量（\%）= \frac{(A - B) \times F}{W} \times 100\%$$

式中，A 为供试品所消耗的费休试液的体积（ml）；B 为空白所消耗的费休试液的体积（ml）；F 为每 1ml 费休试液相当于水的重量（mg）；W 为供试品的重量（mg）。

【结果】

（1）原始记录包括滴定度 F、供试品消耗的费休试液的体积 A、空白所消耗的费休试液的体积 B、供试品的重量 W。

（2）计算滴定度 F 及供试品的水分含量。

（3）与药品标准要求比较，判断是否合格。

注意事项

（1）所用仪器应干燥，并避免空气中水分的侵入，测定应在干燥处进行。

（2）标定费休试液应进行一式三份平行实验，除另有规定外，3份平行实验结果的相对偏差不得大于0.1%，以平均值作为费休试液的浓度。

【思考题】

费休法是否适用于氧化剂、还原剂以及能与试液反应生成水的药物的水分测定？

实验三十四　磺胺甲噁唑片含量的测定

【目的】

（1）了解永停滴定法在药物制剂含量测定中的应用。

（2）掌握永停滴定仪的使用。

（3）掌握片剂含量的测定和计算方法。

【原理】

磺胺甲噁唑分子结构中含有一个芳香第一胺的结构，在酸性条件下可和亚硝酸钠发生重氮化反应，定量生成重氮盐，因此，可根据滴定时消耗的亚硝酸钠的量来计算药物的含量。《中国药典》2015版采用永停滴定法指示终点。

【仪器与试剂】

1. 仪器　全自动永停滴定仪、电子分析天平、烧杯。

2. 试剂　磺胺甲噁唑片、盐酸溶液（1→2）、亚硝酸钠滴定液（0.1mol/L）。

【方法】

（1）亚硝酸钠滴定液（0.1mol/L）的配制与标定

1）配制。 取亚硝酸钠7.2g，加无水碳酸钠（Na_2CO_3）0.10g，加水适量使其溶解至1000ml，摇匀。

2）标定。取在102℃干燥至恒重的基准对氨基苯磺酸约0.5g，精密称定，加水30ml与浓氨试液3ml，溶解后加盐酸溶液（1→2）20ml，搅拌，用自动永停滴定仪滴定至终点。每1ml亚硝酸钠滴定液（0.1mol/L）相当于17.32mg的对氨基苯磺酸。根据本液的消耗量与对氨基苯磺酸的取用量，算出本液浓度，即得。

（2）供试品测定。取本品 10 片，精密称定，研细，精密称取适量（约相当于磺胺甲噁唑 0.5g），加盐酸溶液（1→2）25ml，再加水 25ml，振摇使溶解，照永停滴定法，用亚硝酸钠滴定液（0.1mol/L）滴定。每 1ml 亚硝酸钠滴定液（0.1mol/L）相当于 25.33mg 的磺胺甲噁唑。

（3）计算标示量。

$$标示量（\%）= \frac{V \times T \times F \times \overline{W}}{m \times S \times 1000} \times 100\%$$

式中，V 为供试品所消耗的滴定液的体积（ml）；F 为滴定液浓度校正因子；T 为每 1ml 滴定液相当于磺胺甲噁唑的重量（mg）；$\overline{W}$ 为平均片重（g）；M 为片粉取用量（g）；S 为标示量（g）。

【结果】

（1）原始记录包括滴定液浓度校正因子 F、平均片重 $\overline{W}$、供试品所消耗的滴定液的体积 V、片粉的取用量 W。

（2）计算滴定液浓度校正因子 F 及供试品的标示含量。

（3）与药品标准要求比较，判断是否合格。

注意事项

（1）滴定液标定工作应按一式三份进行平行实验，除另有规定外，3 份平行实验的结果的相对偏差不得大于 0.1%。

（2）标定结果应取 4 位有效数字。

【思考题】

1. 重氮化滴定法还可以用于哪些药物的含量测定？

2. 在滴定前加入盐酸溶液的目的是什么？

第五节　常用物理常数测定操作技能训练

一、相对密度法

相对密度法系指在相同的温度、压力下，某物质的密度与水的密度之比，除另有规定外，温度为 20℃。纯物质的相对密度在特定条件下为不变的常数，但如物质的纯度不够，其相对密度的测定值会随着纯度的变化而改变，因此，测定药品的相对密度可用于检查药品的纯杂程度。

液体药品的相对密度一般用比重瓶测定，易挥发液体的相对密度可用韦氏比重秤测定。用比重瓶测定时，环境（指比重瓶和天平的放置环境）温度应略低于 20℃ 或各品种项下规定的温度。

■ 标准操作方法

1. 比重瓶法

（1）具温度计的比重瓶法。取洁净、干燥并精密称定重量的比重瓶，装满供试品（温度应低于 20℃ 或各品种项下规定的温度）后，装上温度计（瓶中应无气泡），置 20℃（或各品种项下规定的温度）的水浴中放置若干分钟，使内容物的温度达到 20℃（或各品种项下规定的温度），用滤纸除去溢出侧管的液体，立即盖上罩。将比重瓶自水浴中取出，再用滤纸把比重瓶的外面擦净，精密称定，减去比重瓶的重量，求得供试品的重量后将供试品弃去，洗净比重瓶，装满新沸过的冷水，再照上法测得同一温度下水的重量，按下式计算，即得。

供试品的相对密度 = 供试品重量 / 水重量

（2）不具温度计的比重瓶法。取洁净、干燥并精密称定重量的比重瓶，装满供试品（温度应低于 20℃ 或各品种项下规定的温度）后，插入中心有毛细孔的瓶塞，用滤纸将孔塞溢出的液体擦干，置 20℃（或各品种项下规定的温度）的恒温水浴中，放置若干分钟。随着供试液温度的上升，过多的液体将不断从塞孔溢出，应随时用滤纸将瓶塞顶端擦干，待液体不再由孔塞溢出，迅速将比重瓶自水浴中取出，按上述（1）法，自"再用滤纸把比重瓶的外面擦净"起，依法测定，即得。

（3）稀释法。此法适用于煎膏剂等半流体制剂，由于其比较黏稠，若直接用比重瓶法测定，煎膏不易完全充满比重瓶，且易混入气泡，多余的供试品也不易溢出擦干，因此，一般应首先加入一定量的水稀释，再采用比重瓶法测定。凡加入药材细粉的煎膏剂，不再检查相对密度。具体方法如下。

1）取供试品适量，精密称定其重量（m_1），加水约 2 倍，精密称定其重量（m_2），混匀，作为供试品溶液。

2）照比重瓶法，根据下列公式计算。

$$供试品的相对密度\, d_{20}^{20} = \frac{比重瓶中煎膏剂的重量}{同体积水的重量} = \frac{W_1 - W_1 \cdot f}{W_2 - W_1 \cdot f}$$

式中，W_1 为比重瓶内供试品溶液的重量（g）；W_2 为比重瓶内水的重量（g）；$f = \dfrac{m_2 - m_1}{m_2}$，$m_2 - m_1$ 为加入供试品中的水的重量（g）；m_2 为供试品与加入其中的水的重量（g）；m_1 为供试品的重量（g）。

2. 韦氏比重秤法

（1）测定原理。根据阿基米德定律 $F = \rho g v$，一定体积的物体（如比重秤的玻璃锤）在不同液体中所受的浮力与该液体的相对密度成正比。

（2）仪器的调整。将20℃时相对密度为1的韦氏比重秤安放在操作台上，放松调节器螺丝，将托架升至适当高度后拧紧螺丝，横梁置于托架玛瑙刀座上，将等重游码挂在横梁右端的小钩上，调整水平调整螺丝，使指针与支架左上方另一指针对准即为平衡，将等重游码取下，换上玻璃锤，此时必须保持平衡（允许有 ±0.005g 的误差），否则应予校正。

（3）用水校准。取洁净的玻璃圆筒将新沸过的冷水装至八分满，置20℃或各品种项下规定的温度的水浴中，搅动玻璃圆筒内的水，调节温度至20℃（或各品种项下规定的温度），将悬于秤端的玻璃锤浸入圆筒内的水中，秤臂右端悬挂游码于1.0000处，用螺丝调节秤臂左端平衡。

（4）供试品的测定。将玻璃圆筒内的水弃去，拭干，装入供试液至相同的高度，并用上述方法调节温度后，再把拭干的玻璃锤沉入供试液中，调节秤臂上游码的数量与位置使之平衡，读取至小数点后4位，即为供试品的相对密度。

如使用4℃时相对密度为1的比重秤测定20℃时供试品的相对密度，则用水校准时游码应悬挂于0.9982处，并将供试品在20℃测得的密度除以0.9982；如测定温度为其他温度时，则用水校准时游码应悬挂于该温度水的相对密度处，并将在该温度测得的数值除以该温度下水的相对密度。

实验三十五　甘油相对密度的测定

【目的】

（1）掌握具温度计的比重瓶的相对密度测定法的一般操作步骤和技能。

（2）理解甘油相对密度测定的意义。

【原理】

甘油（$C_3H_8O_3$）分子量为92.09，为无色、澄清的黏稠液体，有引湿性，水溶液（1→10）显中性反应，与水或乙醇能任意混溶，在丙酮中微溶，在三氯甲烷或乙醚中均不溶。

按照《中国药典》2015 版二部正文部分 117 页的规定，25℃时甘油相对密度不小于 1.2569。

相对密度测定法采用《中国药典》2015 版四部通则 0601 比重瓶法。

【仪器与试剂】

1. 仪器　25ml 具温度计的比重瓶、恒温水浴锅、天平（感量 0.001g）。
2. 试剂　纯化水（新鲜煮沸后放冷）。

【方法】

取洁净、干燥并精密称定重量的比重瓶，装满供试品（温度应低于 25℃）后，装上温度计（瓶中应无气泡），置 25℃的水浴中放置若干分钟，使内容物的温度达到 25℃，用滤纸除去溢出侧管的液体，立即盖上罩。将比重瓶自水浴中取出，再用滤纸将比重瓶的外面擦净，精密称定，减去比重瓶的重量，求得供试品的重量后，将供试品弃去，洗净比重瓶，装满新沸过的冷水，再照上法测得同一温度时水的重量，按下式计算，即得。

$$供试品的相对密度 = \frac{供试品的重量}{水重量}$$

【结果】

比重瓶法应记录测定用比重瓶类型、天平型号、测定温度、各项称量数据等。其计算公式如下。

$$d_{25}^{25} = \frac{m_{供试品}}{m_{水}} = \frac{m_{比重瓶+供试品} - m_{比重瓶}}{m_{比重瓶+水} - m_{比重瓶}}$$

注意事项

（1）比重瓶必须洁净、干燥（所附温度计不能采用加温干燥），操作顺序为先称量空比重瓶重，再装供试品称重，最后装水称重。

（2）装过供试液的比重瓶必须冲洗干净，如供试品为油剂或煎膏剂等，测定后应尽量弃去，连同瓶塞先用有机溶剂（如石油醚和氯仿）冲洗数次，待油完全洗去，再用乙醇和水冲洗干净，待完全除去后再依法测定水重。

（3）将供试品溶液及水装瓶时，应小心沿壁倒入比重瓶，避免产生气泡，如有气泡，应稍放置，待气泡消失后再调温、称量。供试品如为糖浆剂、甘油等黏稠液体，装瓶时更应缓慢沿壁倒入，因为黏稠度大的液体产生的气泡很难逸去，会影响测定结果。

（4）将比重瓶从水浴中取出时，应用手指捏住瓶颈，而不能拿瓶肚，以免液体因体温影响而使体积膨胀、外溢。

（5）测定有腐蚀性的供试品时，为避免腐蚀天平盘，可在称量时将一表面皿放置于天平盘上，再放比重瓶称量。

（6）当室温高于20℃或各品种项下规定的温度时，必须设法调节环境温度至略低于规定的温度，否则，易造成经规定温度下平衡的比重瓶内的液体在称重过程中因环境高于规定温度而膨胀、外溢，从而导致误差。

【思考题】

相对密度测定法操作的关键步骤是什么？

实验三十六　银黄口服液相对密度的测定

【目的】

（1）掌握不具温度计的比重瓶的相对密度测定法的一般操作步骤和技能。

（2）理解口服液相对密度测定的意义。

【原理】

本品由金银花提取物和黄芩提取物组成，提取物中还有其他有效物质。除了测定有效成分含量外，为了保证本品的质量，药典规定还要测定相对密度，从而对本品进行质量控制。

按照《中国药典》2015版一部正文部分1495页规定相对密度应不低于1.10。相对密度测定法采用《中国药典》2015版四部通则0601比重瓶法。

【仪器与试剂】

1.仪器　25ml比重瓶、恒温水浴锅、天平（感量0.001g）、温度计。

2.试剂　纯化水（新鲜煮沸后放冷）。

【方法】

（1）比重瓶重量的称定。将比重瓶洗净、干燥，精密称定重量，准确至0.001g。

（2）供试品重量的测定。取上述已称定重量的比重瓶，装满供试品（温度应低于20℃），装上温度计（瓶中应无气泡），置20℃的水浴中放置若干分钟，使内容物的温度达到20℃，用滤纸除去溢出侧管的液体，待液体不再溢出（说明温度已平衡），立即盖上罩。迅即将比重瓶自水浴中取出，再用滤纸将比重瓶的外面擦净，迅速称定重量，准确至毫克，减去比重瓶的重量，求得供试品的重量。

（3）水重量的测定。求得供试品的重量后，将供试品弃去，洗净比重瓶，装满新沸过的冷水，再照供试品重量的测定法测得同一温度下水的重量。根据供试品和水的重量，可计算出供试品的相对密度。

【结果】

比重瓶法应记录测定用比重瓶类型、天平型号、测定温度、各项称量数据等。其计算公式如下。

$$d_{20}^{20} = \frac{m_{供试品}}{m_{水}} = \frac{m_{比重瓶+供试品} - m_{比重瓶}}{m_{比重瓶+水} - m_{比重瓶}}$$

注意事项

（1）比重瓶必须洁净、干燥，操作顺序为先称量空比重瓶重，再装供试品称重，最后装水称重。

（2）装过供试液的比重瓶必须冲洗干净，如供试品为油剂或煎膏剂等，测定后应尽量弃去，连同瓶塞先用有机溶剂（如石油醚和氯仿）冲洗数次，待油完全洗去，再用乙醇和水冲洗干净，待完全除去后再依法测定水重。

（3）将供试品溶液及水装瓶时，应小心沿壁倒入比重瓶，避免产生气泡，如有气泡，应稍放置，待气泡消失后再调温、称量。供试品如为糖浆剂、甘油等黏稠液体，装瓶时更应缓慢沿壁倒入，因为黏稠度大的液体产生的气泡很难逸去，会影响测定结果。

（4）将比重瓶从水浴中取出时，应用手指捏住瓶颈，而不能拿瓶肚，以免液体因体温影响而使体积膨胀、外溢。

（5）测定有腐蚀性的供试品时，为避免腐蚀天平盘，可在称量时将一表面皿放置于天平盘上，再放比重瓶称量。

（6）当室温高于20℃或各品种项下规定的温度时，必须设法调节环境温度至略低于规定的温度，否则，易造成经规定温度下平衡的比重瓶内的液体在称重过程中因环境高于规定温度而膨胀、外溢，从而导致误差。

【思考题】

1. 相对密度为何要在20℃时测定？
2. 测定口服液的相对密度有何实际意义？

实验三十七　阿胶补血膏相对密度的测定

【目的】

（1）掌握稀释法测定相对密度的一般操作步骤和技能。
（2）理解煎膏剂相对密度测定的意义。

【原理】

本品由阿胶、熟地黄、党参、黄芪、枸杞子、白术提取物组成，提取物中还有其他有效物质。除了测定有效成分的含量外，为了保证本品的质量，药典规定还要测定相对密度，从而对本品进行质量控制。

按照《中国药典》2015版一部正文部分1012页规定相对密度应为1.25~1.27。

相对密度测定法采用《中国药典》2015版四部通则0601比重瓶法。

【仪器试剂】

1. 仪器　25ml比重瓶、恒温水浴锅、分析天平（感量0.001g）、温度计、50ml具塞锥形瓶。
2. 试剂　纯化水（新煮沸的冷水）。

【方法】

（1）取供试品适量，精密称定其重量（m_1），加水约2倍，精密称定其重量（m_2），混匀，作为供试品溶液。
（2）照比重瓶法测定，根据下列公式计算。

$$供试品的相对密度 d_{20}^{20} = \frac{比重瓶中煎膏剂的重量}{同体积水的重量} = \frac{W_1 - W_1 \cdot f}{W_2 - W_1 \cdot f}$$

式中，W_1 为比重瓶内供试品溶液的重量（g）；W_2 为比重瓶内水的重量（g）；$f = \dfrac{m_2 - m_1}{m_2}$，$m_2 - m_1$ 为加入供试品中的水重量（g）；m_2 为供试品与加入其中水的总重量（g）；m_1 为供试品的重量（g）。

注意事项

（1）比重瓶必须洁净、干燥（所附温度计不能采用加温干燥），操作顺序为先称量空比重瓶重，再装供试品称重，最后装水称重。

（2）装过供试液的比重瓶必须冲洗干净，如供试品为油剂或煎膏剂等，测定后应尽量弃去，连同瓶塞先用有机溶剂（如石油醚和氯仿）冲洗数次，待油完全洗去，再用乙醇和水冲洗干净，待完全除去后再依法测定水重。

（3）将供试品溶液及水装瓶时，应小心沿壁倒入比重瓶，避免产生气泡，如有气泡，应稍放置，待气泡消失后再调温、称量。供试品如为糖浆剂、甘油等黏稠液体，装瓶时更应缓慢沿壁倒入，因为黏稠度大的液体产生的气泡很难逸去，会影响测定结果。

（4）将比重瓶从水浴中取出时，应用手指捏住瓶颈，而不能拿瓶肚，以免液体因体温影响而使体积膨胀、外溢。

（5）测定有腐蚀性的供试品时，为避免腐蚀天平盘，可在称量时将一表面皿放置于天平盘上，再放比重瓶称量。

（6）当室温高于20℃或各品种项下规定的温度时，必须设法调节环境温度至略低于规定的温度。否则，易造成经规定温度下平衡的比重瓶内的液体在称重过程中因环境高于规定温度而膨胀、外溢，从而导致误差。

【思考题】

测定煎膏剂的相对密度有何实际意义？

实验三十八　小儿百部止咳糖浆相对密度的测定

【目的】

（1）掌握韦氏比重秤相对密度测定法的一般操作步骤和技能。

（2）理解易挥发液体制剂相对密度测定的意义。

【原理】

本品由蜜百部、苦杏仁、桔梗、桑白皮、麦冬、知母、黄芩、陈皮、甘草、制天南星、枳壳（炒）提取物组成，提取物中还有其他有效物质。除了测定有效成分的含量外，为了保证本品的质量，药典规定还要测定相对密度，从而对本品进行质量控制。

相对密度测定法采用《中国药典》2015 版四部通则 0601 韦氏比重秤法。

【仪器与试剂】

1. 仪器　韦氏比重秤（20℃时相对密度为 1）、砝码（5g、0.5g、0.05g、0.005g）、镊子、水浴锅、温度计、玻璃棒等。

2. 试剂　纯化水（新煮沸的冷水）。

【方法】

选取 20℃时相对密度为 1 的韦氏比重秤，调整仪器并用新沸过的冷水校正。将玻璃圆筒内的水弃去，拭干，装入供试品溶液至相同高度，并用同法调节温度后，把拭干的玻璃锤浸入供试品溶液中，调节秤臂上游码的数量与位置使横梁平衡，记录 5g、0.5g、0.05g 砝码分别对应的刻度，读出样品的相对密度并判断其是否符合规定。

【结果】

实验中 5g、0.5g、0.05g 砝码分别对应的刻度为 ____、____、____，读出样品的相对密度，并判断其是否符合规定。

根据韦氏比重秤数值读取原则，小儿百部止咳糖浆的相对密度为 ____，结果 ____（是否符合规定）。

注意事项

（1）韦氏比重秤应安放在固定、平放的操作台上，避免受热、冷、气流及震动的影响。玻璃圆筒应洁净，装水及供试液时的高度应一致，使玻璃锤沉入液面的深度前后一致。

（2）玻璃锤应全部浸入液面下。

【思考题】

1. 测定易挥发液体制剂的相对密度有何实际意义？

2. 用韦氏比重秤法测定药品相对密度，读数时 5g 砝码在刻度 2，0.5g 砝码在刻度 9，0.05g 砝码在刻度 5，0.005g 砝码在刻度 6，则该药品的相对密度为多少？

二、折光率测定法

折光率的测定主要用于一些油类性状项下的物理常数检查。折光率能精确而方便地被测定出来，作为液体物质纯度的标准，也可以利用折光率鉴定未知化合物。如果一个化合物是纯的，那么就可以根据所测得的折光率排除其他化合物，从而对未知物进行识别。折光率也被用于确定液体混合物的组成，在蒸馏两种或两种以上的液体混合物且各组分沸点彼此接近时，就可以利用折光率来确定馏分的组成。

常用的折光率系指光线在空气中传播速度与在供试品中传播速度的比值。根据折射定律，折光率是光线入射角的正弦与折射角的正弦的比值，当光线从光疏介质进入光密介质时，若入射角接近或等于 90° 时，折射角就达到最大。因此，只要测定出临界角，即可按以下公式计算出折光率。

$$n = \frac{\sin i}{\sin r} = \frac{\sin 90°}{\sin r_c} = \frac{1}{\sin r_c}$$

式中，n 为折光率；$\sin i$ 为光线的入射角的正弦；$\sin r$ 为光线的折射角的正弦；$\sin r_c$ 为临界角正弦。

■ 标准操作方法

1. 仪器校正

（1）准备。从箱中取出仪器，放在工作台上，使仪器温度与环境温度平衡，稳定在 20℃ ±0.5℃，一般需要 30 分钟以上。若温度不是整数，则用内插法求对应温度

下的折射率。当温度恒定后，松开直角棱镜锁钮，分开直角棱镜，在光滑镜面上滴加
2 滴乙醚或乙醇，合上棱镜，使上下棱镜润湿，洗去镜面污物，再打开棱镜，用擦镜
纸擦干镜面或晾干。

（2）校正。将直角棱镜打开，用少许 1- 溴代萘将标准玻璃块（没有刻度的一面）
黏附于光滑棱镜面上，标准玻璃块另一抛光面应向上，以接受光线，转动棱镜手轮，
使视野中出现明暗两部分，转动色散补偿器，使视野中只有黑、白两色，转动棱镜旋钮，
使明暗分界线刚好在十字线交叉点上，从读数镜筒中读取折光率。若示值不符，则用
附件方孔调节扳手转动示值调节螺钉，使示值等于玻璃块上的刻度值。

2. 测定

（1）放样　做好准备工作后，打开棱镜，将被测样品放在下面折射棱镜的工作
表面上。如样品为液体，用干净滴管吸 1~2 滴液体样品置于棱镜工作表面上，然后将
上面的进光棱镜盖上，锁紧锁钮；如样品为固体，则固体样品必须有经抛光加工的平
整表面，测量前需将该抛光表面擦净，并在下面的折射棱镜工作表面上滴 1~2 滴折射
率高于固体样品折射率的透明液体（如 1- 溴代萘），然后将固体样品抛光面放在折
射棱镜工作表面上，使其接触良好，测固体样品时不需将上面的进光棱镜盖上。

（2）测定。样品静置约 1 分钟，调节底部反射镜，使目镜内视场明亮，调节棱
镜使视场清晰，转动手轮，直到在目镜中看到明暗分界的视场，如有彩色光带，转动
手轮使彩色消去，直至视场内明暗分界十分清晰，继续转动棱镜手轮，使明暗分界线
恰好在十字交叉处。

3. 读数

读取折光率数值后，让分界线上下移动，重新调到十字交叉点处，再读取数值，
重复操作 3~5 次，取读数平均值为样品的折光率。如要获得该样品的锤度值，可按未
经温度修正的锤度显示键或按经温度修正的锤度显示键。

实验三十九　维生素 E 折光率的测定

【目的】

熟悉和掌握使用阿贝折光计测定液体化合物折光率的方法。

【原理】

光在两种不同介质中的传播速度是不相同的，当光线从一种介质进入另一种介质，
若其传播方向与两种介质的分界面不垂直，在界面处的传播方向会发生改变，这种现

象称为光的折射现象。折光计是利用临界角原理测定样品折射率的仪器。光线发生全反射时，所有入射光全部折射在临界角以内，临界角以外无光线，使临界线左边明亮，右边完全黑暗，形成明显的黑白分界。利用这一原理测定样品的折射率，可以确定样品的质量分数，并判断其均一程度和纯度。

【仪器与试剂】

1. 仪器　阿贝折光计。
2. 试剂　乙醚、乙醇等有机溶剂，1-溴代萘，维生素 E。

【方法】

（1）仪器校正。

1）准备。从箱中取出仪器，放在工作台上，使仪器温度与环境温度平衡，稳定在 20℃ ±0.5℃，一般需要 30 分钟以上。若温度不是整数，则用内插法求对应温度下的折射率。当温度恒定后，松开直角棱镜锁钮，分开直角棱镜，在光滑镜面上滴加 2 滴乙醚或乙醇，合上棱镜，使上、下棱镜润湿，洗去镜面污物，再打开棱镜，用擦镜纸擦干镜面或晾干。

2）校正。将直角棱镜打开，用少许 1-溴代萘将标准玻璃块（没有刻度的一面）黏附于光滑棱镜面上，标准玻璃块另一抛光面应向上，以接受光线，转动棱镜手轮，使视野中出现明暗两部分，转动色散补偿器，使视野中只有黑、白两色，转动棱镜旋钮，使明暗分界线刚好在十字线交叉点上，从读数镜筒中读取折光率。若示值不符，则用附件方孔调节扳手转动示值调节螺钉，使示值等于玻璃块上的刻度值。

（2）测定。做好准备工作后，打开棱镜，用滴管滴加 1~2 滴维生素 E 于磨砂镜面上，使其分布均匀，迅速合上棱镜，静置约 1 分钟，要求样品均匀充满视场。锁紧锁钮，调节底部反射镜，使目镜内视场明亮，调节棱镜使视场清晰，转动手轮，直到在目镜中看到明暗分界的视场，如有彩色光带，转动棱镜手轮，使彩色消去，直至视场内明暗分界十分清晰，继续转动棱镜手轮，使明暗分界线在十字交叉处。

（3）读数。读取折光率数值后，再让分界线上下移动，重新调到十字交叉点处，再读取数值，重复操作 3~5 次，记录每次测得的折光率。

（4）检测样品温度。按温度显示键，显示窗将显示样品温度。

（5）仪器处理。测量完毕，打开棱镜，用乙醚洗净棱镜面，擦干或晾干后，垫上一层擦镜纸，合上棱镜，锁紧锁钮，将仪器放入仪器箱内。

【结果】

当测定温度恰好为 20℃时，记录 3 次测定的折射率数值，并计算 3 次测得数值的平均值，即为维生素 E 的折射率。

当测定温度为其他温度时，先按下式换算得到 20℃时的折射率（n^{20}），再计算平均值，即为维生素 E 的折射率。

$$n^{20} = n^t + 0.00038 \times (t - 20)$$

式中，n^{20} 为 20℃时样品的折射率；n^t 为 t℃时样品的折射率；t 为样品温度（℃）；0.00038 为在 10~30℃内每差 1℃时折射率的校正系数。

《中国药典》规定的维生素 E 折光率为 1.494~1.499，要求测定结果在此限度内即为合格。

注意事项

（1）仪器必须置于有充足光线、干燥的房间中，不可在有酸碱气或潮湿的实验室中使用，更不可放置在高温炉或水槽旁。

（2）大多数供试品的折光率受温度影响较大，一般是折光率随温度升高而降低，但不同物质升高或降低的值不同，因此，测定时温度应恒定至少半小时。

（3）上、下棱镜必须清洁，勿用粗糙的纸或酸性乙醚擦拭棱镜，勿用折光计测定强酸性、强碱性或有腐蚀性的供试品。

（4）滴加供试品时应注意玻璃棒或滴管尖不要触及棱镜，防止造成棱镜划痕。加入供试品量要适中，使其在棱镜上生成一均匀的薄层，检品过多，会流至棱镜外部，检品太少，会使视野模糊不清。同时，勿使气泡进入样品，以免气泡影响折光率。

（5）读数时视野中的黑白交叉线必须明显，且明确地位于十字交叉线上。除调节色散补偿旋钮外，还应调整下部反射镜或上棱镜透光处的光强度。

（6）测定挥发性液体时，可将上、下棱镜关闭，使测定液沿棱镜进样孔流入，要随加随读。测定固体样品或用标准玻片校正仪器时，只能将供试品或标准玻片置于测定棱镜上，而不能关闭上、下棱镜。

（7）测定结束时，必须用能溶解供试品的溶剂（如水、乙醇或乙醚）将上、下棱镜擦拭干净，晾干，放入仪器箱内。

【思考题】

1. 影响折光率测定值的因素有哪些？

2. 滴加样品量过少将会产生什么后果？

三、熔点测定法

熔点系指一种物质由固相熔化成液相时的温度，是物质的一项物理常数。依法测定熔点，可以鉴别或检查药品的纯杂程度。

固体有机化合物纯物质一般都有固定的熔点，在一定的压力下，固液两相之间的变化是非常敏锐的，自初熔至全熔（熔点范围称为熔程），温度不超过 0.5~1℃。如果该物质中含有杂质，则其熔点往往较纯物质低，且熔程较长。因此，测定熔点对于鉴定纯有机物和定性判断固体化合物的纯度具有很大的价值。

■ 标准操作方法

根据被测物质的不同性质，《中国药典》有 3 种不同的熔点测定方法，分别用于测定易粉碎的固体药品、不易粉碎的固体药品和凡士林及其类似物质，并在各品种项下明确规定应选用的方法。品种项下未注明方法时，均采用第一法测定。

1. 测定易粉碎的固体药品

（1）传温液加热法。

1）样品处理。取供试品适量，置研钵中研成细粉，移至扁形称量瓶中，按各品种项下"干燥失重"的条件进行干燥。如该品种不检查干燥失重，则对熔点低限在135℃以上且受热不分解的品种采用 105℃干燥；熔点在 135℃以下或受热易分解的品种，可在装有五氧化二磷的干燥器中干燥过夜或用其他适宜的干燥方法干燥。在品种项下另有规定的，则按规定处理。

2）装样。将熔点测定用毛细管（简称毛细管，由中性硬质玻璃制成，长 9cm 以上，内径 0.9~1.1mm，壁厚 0.10~0.15mm，一端熔封。当所用温度计浸入传温液液面下 6cm以上时，管长应适当增加，使毛细管露出液面 3cm 以上）开口的一端插入上述预处理后的供试品中，再反转毛细管，并用熔封的一端轻叩桌面，使供试品落入管底，再借助长短适宜（约 60cm）的洁净玻璃管，垂直放在表面皿或其他适宜的硬质物体上，将上述装有供试品的毛细管放入玻璃管，使其自由落下，反复数次，使供试品紧密集结于毛细管底部，装入供试品的高度应为 3mm。

3）装温度计。将温度计（分浸型，具有 0.5℃刻度，经熔点测定用对照品校正过）

垂直放入盛装传温液（熔点在 80℃以下者，用水；熔点在 80℃以上者，用硅油或液状石蜡）的容器中，使温度计汞球的底端与容器底部距离在 2.5cm 以上（若用内加热的容器，温度计汞球与加热器上表面距离在 2.5cm 以上）。

4）加传温液。加入适量的传温液，使传温液的液面约在温度计的分浸线处，加入传温液并不断搅拌。

5）测定。温度上升至约比规定的熔点低限低 10℃时，将装有供试品的毛细管浸入传温液，贴附在温度计上（可用橡皮圈或毛细管夹固定），须使毛细管的内容物部分在温度计汞球中部。继续加热，调节升温速率为每分钟上升 1.0~1.5℃，加热时须不断搅拌，使传温液温度保持均匀，记录供试品从初熔至全熔时的温度，重复测定 3 次。

初熔系指供试品在毛细管内开始局部液化出现明显液滴时的温度。全熔系指供试品全部液化时的温度。

凡在品种的熔点项下注明有"熔融时同时分解"的品种，方法如上，但升温速度应调节为每分钟上升 2.5~3.0℃，以供试品开始局部液化并出现明显液滴或开始产生气泡时的温度作为初熔温度，以供试品固相消失、全部液化时的温度作为全熔温度。遇有固相消失不明显时，应以供试品分解物开始膨胀、上升时的温度作为全熔温度。无法分辨初熔和全熔时，可记录其产生突变（如颜色突然变深，供试品突然迅速膨胀、上升）时的温度作为熔点。

（2）电热块空气加热法（采用自动熔点仪的熔点测定法）。分取经干燥处理（同"1.传温液加热法"）的供试品适量，置于熔点测定用毛细管（同"1.传温液加热法"）中，将自动熔点仪加热块加热至约比规定的熔点低限低 10℃时，将装有供试品的毛细管插入加热块中继续加热，调节升温速率为每分钟上升 1.0~1.5℃，重复测定 3 次。

当透射和反射测光方式受干扰明显时，允许目视观察熔点变化。通过摄像系统记录熔化过程并进行追溯评估，必要时，测定结果的准确性需经"传温液加热法"验证。

自动熔点仪的温度示值要定期用熔点标准品进行校正。必要时，供试品测定过程中应随行采用标准品校正。

若对电热块空气加热法测定结果有异议，应以传温液加热法测定结果为准。

2.测定不易粉碎的固体药品（如脂肪、脂肪酸、石蜡、羊毛脂等）

（1）样品处理。取供试品，注意用尽可能低的温度使之熔融，另取两端开口的毛细管，垂直插入上述熔融的供试品中，使供试品被吸入毛细管内的高度达约 10mm，取出后，擦去毛细管外壁的残留物，在 10℃或 10℃以下的环境中静置 24 小时或置于冰上放冷（不少于 2 小时），使之完全凝固。

（2）装温度计。样品凝固后，用橡皮圈将毛细管紧缚在温度计上，使毛细管的内容物部分恰在温度计汞球的中部。照第一法将毛细管连同温度计垂直浸入传温液中，并使供试品的上端恰在传温液液面下约10mm处（此时温度计的分浸线不可能恰在液面处，可不考虑）。

（3）测定。缓缓加热并不断搅拌传温液，待温度上升至约比规定的熔点低限低5.0℃时，调节升温速率，使每分钟升温不超过0.5℃，注意观察毛细管内供试品的变化，供试品在毛细管中开始上升时，检读温度计上显示的温度，即得。

3. 测定凡士林或其他类似物质

（1）样品处理。取供试品适量，缓缓搅拌并加热至温度达90~92℃时，放入一平底耐热容器中，使供试品的厚度为12mm±1mm，放冷至较规定的熔点上限高8~10℃。

（2）装温度计。取刻度为0.2℃、水银球长18~28mm、直径5~6mm的温度计（其上部预先套上软木塞，在塞子边缘开一小槽），使冷却至5℃后，擦干，小心地将温度计汞球部垂直插入上述熔融的供试品中，直至碰到容器底部（即浸没12mm±1mm），随即取出温度计并保持垂直悬置，待黏附在温度计汞球部的供试品表面混浊，将温度计浸入16℃以下的水中5分钟，取出，将温度计插入一外径约25mm、长150mm的试管中，将软木塞于管口，使温度计悬于其中，并使温度计汞球部底端距试管底部约15mm。将上述试管浸入约16℃的水浴中，调节试管的高度，使温度计上分浸线同水面相平。

（3）测定。加热水浴并缓缓搅拌，使水浴温度以每分钟上升2℃的速率升至38℃，再继续以每分钟上升1℃的速率升至第一滴供试品脱离温度计为止，立即检读温度计上显示的温度（估读至0.1℃），即为该供试品的近似熔点。再取供试品，照前法反复测定数次。如连续3次测得近似熔点相差不超过1.0℃时，可取3次的平均值（加上温度计的校正值）作为供试品的熔点；如3次测得的近似熔点相差超过1.0℃时，可再测定2次，并取5次的平均值（加上温度计的校正值）作为该供试品的熔点。

4. 结果与判定

（1）对第一法中的初熔、全熔或分解突变时的温度以及第二法中的熔点都要估读到0.1℃，并记录突变时现象或不正常的现象。每一检品应至少重复测定3次，3次读数的极差不大于0.5℃，且未落于合格与不合格边缘时，可取3次的平均值加上温度计的校正值后作为熔点测定的结果；如3次读数的极差为0.5℃以上时或落于合格与不合格边缘时，可再重复测定2次，并取5次的平均值加上温度计的校正值后作为熔点测定的结果。必要时，可选用正常的同一药品再次进行测定，记录其结果并进行比较。

（2）测定结果的数据应按修约间隔为 0.5 进行修约，即 0.1~0.2℃舍去，0.3~0.7℃ 修约为 0.5℃，0.8~0.9℃进为 1℃，并以修约后的数据进行报告。当标准规定的熔点范围的有效数字为个位数时，则其测定结果的数据应按修约间隔为 1 进行修约，即一次修约到标准规定的个位数。

（3）经修约后的初熔、全熔或分解突变时的温度均在各品种"熔点"项下规定的范围以内时，判为符合规定，但如有下列情况之一者，即判为不符合规定。①初熔温度低于规定范围的低限。②全熔温度超过规定范围的高限。③分解点或熔点处于规定范围之外。④初熔前出现严重的"发毛""收缩""软化""出汗"现象，且其过程较长，并与正常的该药品对照比较后有明显差异者。"发毛"系指毛细管内的柱状供试品因受热而在其表面呈现毛糙；"收缩"系指柱状供试品向其中心聚集、紧缩，或贴在某一边壁上；"软化"系指柱状供试品在收缩后变软，形成软质柱状物，并向下弯塌；"出汗"系指柱状供试品收缩后在毛细管内壁出现细微液滴，但尚未出现局部液化的明显液滴和持续的熔融过程。

实验四十　乙酰半胱氨酸熔点的测定

【目的】

（1）掌握熔点测定的基本原理及应用。

（2）掌握毛细管熔点测定的方法。

【原理】

熔点是晶体物质的重要物理特性，晶体化合物的固液两相在大气压力下达到平衡时的温度称为该化合物的熔点。固体有机化合物纯物质一般都有固定的熔点，在一定的压力下，固液两相之间的变化是非常敏锐的，自初熔至全熔（熔点范围称为熔程），温度不超过 0.5~1℃。如果该物质含有杂质，则其熔点往往较纯物质低，且熔程较长。因此，测定熔点对于鉴定纯有机物和定性判断固体化合物的纯度具有很大的价值。如果在一定的温度和压力下，将某物质的固液两相置于同一容器中，可能发生 3 种情况，即固相迅速转化为液相、液相迅速转化为固相以及固相液相并存，该温度即为该物质的熔点。

【仪器与试剂】

1. 仪器　提勒管（Thiele　tube）1 个、6~8cm 长毛细管（内径 1~2mm）9 根、

200℃温度计1支(分浸型,具有0.5℃刻度,经熔点测定用对照品校正过)、酒精灯1盏、橡皮圈、铁架台1个、研钵、冷凝管。

2.试剂　液体石蜡、乙酰半胱氨酸。

【方法】

(1)样品干燥处理。取供试品适量,置研钵中研成细粉,移至扁形称量瓶中,在装有五氧化二磷干燥器中充分干燥。

(2)装样。取一支毛细管,将开口端插入样品细粉中,一些粉末会卡入开口端。取出毛细管,将沾在外壁的样品擦拭干净。取一支空气冷凝管,一端放置在桌面上,将毛细管的封口端向下,开口端朝上,自玻璃管的上端放入,让毛细管在桌面上弹震,使在开口端的样品落入底部,如此反复几次,使样品紧密集结于毛细管底部。装入样品的高度应为3mm。

(3)装温度计。将温度计垂直放入盛装传温液的容器中,使温度计汞球的底端与容器底部的距离为2.5cm以上。

(4)加传温液。将适量液体石蜡装入提勒管中,使液体石蜡的液面约在温度计的分浸线处,加热传温液并不断搅拌。

(5)测定。使温度上升至94℃时,将装有供试品的毛细管浸入传温液,贴附在温度计上(可用橡皮圈固定),须使毛细管的内容物部分在温度计汞球中部。继续加热,调节升温速率为每分钟上升1.0~1.5℃,加热时须不断搅拌,使传温液温度保持均匀,记录样品从初熔至全熔时的温度,重复测定3次。

【结果】

(1)数据记录。记录供试品从初熔至全熔时的温度,取3次测定结果的平均值,加上温度计的校正值作为乙酰半胱氨酸的熔点;测定结果的数据按修约间隔为1进行修约,并以修约后的数据进行报告。

(2)结果判定。经修约后的初熔、全熔温度均在104~110℃范围以内时,判为符合规定,但如有下列情况之一者,即判为不符合规定。①初熔温度低于规定范围的低限104℃;②全熔温度超过规定范围的高限110℃;③分解点或熔点温度处于规定范围之外;④初熔前出现严重的"发毛""收缩""软化""出汗"现象,且其过程较长,并与正常的该药品对照比较后有明显差异者。

注意事项

（1）温度计除应符合国家质量监督检验检疫总局的规定外，在较长期的使用后，应经常用中国食品药品检定研究院分发的熔点标准品进行校正，通常可与供试品测定同时进行。

（2）传温液的升温速度，毛细管的内径、壁厚及其洁净与否，供试品装入毛细管内的高度及其紧密程度，都会影响测定结果，因此，必须严格按照规定进行操作。

（3）初熔之前，毛细管内的供试品可能出现"发毛""收缩""软化""出汗"等现象，在未出现局部液化的明显液滴和持续熔融过程时，均不作初熔判断。如上述现象严重、过程较长或因之影响初熔点的观察时，应视为供试品纯度不高而予以记录，并设法与正常的该品种进行对照测定，以便于最终判断。

（4）全熔时毛细管内的液体应完全澄清。个别药品在熔融成液体后会有小气泡停留在液体中，此时容易与未熔融的固体相混淆，应仔细辨别。

（5）有参比样品时，可先测参比样品，根据要求选择一定的起始温度和升温速率进行比较测定，用参比样品的初、终熔点读数作为考核的依据。

（6）被测样品最好一次填装5根毛细管，分别测定后去除最大、最小值，取用中间3个读数的平均值作为测定结果，以消除毛细管及样品制备、填装带来的偶然误差。

（7）温度计冷却后方可用水洗，否则易炸裂。

【思考题】

1.如何检验两种熔点相近的物质是否为同一纯净物？

2.熔点毛细管是否可以重复使用？

3.测熔点时，若出现熔点管壁太厚、不洁净，样品未完全干燥、研得不细、装得不紧密、装得太多或含有杂质，加热太快等情况将产生什么结果？

四、pH 测定法

pH 是水溶液中氢离子活度的方便表示方法。pH 定义为水溶液中氢离子活度（α_{H^+}）的负对数，即 $pH=-\lg\alpha_{H^+}$。实际测定中并不能测得单个氢离子的活度，只能是一个近似的数值。为实用、方便，规定溶液的 pH 由下式计算。

$$pH = pH_S - \frac{E - E_S}{k}$$

式中，E 为含有待测溶液的原电池电动势（V）；E_s 为含有标准缓冲液的原电池电动势（V）；k 为与温度（t，℃）有关的常数，$k = 0.05916 + 0.000198$（$t-25$）。

由于待测物的电离常数、介质的介电常数和液接界电位等诸多因素均可影响 pH 的准确测定，所以实验测得的数值只是溶液的表观 pH，不能作为溶液氢离子活度的严格表征，由上式测得的 pH 与溶液真实的 pH 还是很接近的。溶液的 pH 通常以玻璃电极为指示电极，以饱和甘汞电极或银 – 氯化银电极为参比电极进行测定。

▌标准操作方法

1. 仪器准备

（1）开机。按下电源开关，预热数分钟。短时间测定时，一般预热时间不短于 5 分钟；长时间测定时，最好预热时间在 20 分钟以上，以便使其有较好的稳定性。

（2）仪器校正。按各品种项下的规定，选择 2 种 pH 约相差 3 个 pH 单位的标准缓冲液，并使供试品溶液的 pH 处于两者之间。取与供试品溶液 pH 较接近的第一种标准缓冲液对仪器进行校正（定位），使仪器示值与表 2–11 所列数值一致。仪器定位后，再用第二种标准缓冲液核对仪器示值，误差应不大于 ±0.02pH 单位。若大于此偏差，则应小心调节斜率，使示值与表 2–11 所列第二种标准缓冲液的 pH 相符。重复上述定位与斜率调节操作，至仪器示值与标准缓冲液的规定数值的差值不大于 0.02pH 单位。否则，需检查仪器，或在更换电极后再行校正至符合要求。

2. 测定　取供试液置于小烧杯中，用供试液淋洗电极数次，用滤纸吸干，将电极浸入供试液中，轻摇供试液至平衡、稳定，直至 pH 读数在 1 分钟内的改变不超过 ±0.05 单位为止，进行读数。重新取供试液如上法进行测定，两次 pH 的读数差值应不超过 0.1，取两次 pH 读数的平均值为供试液的 pH。

3. 清洗　实验结束后，用蒸馏水清洗电极数次，用滤纸吸干，套上复合电极套，关机。

表2-11 不同温度时各种标准缓冲液的 pH

温度/℃	草酸盐 标准缓冲液	苯二甲酸盐 标准缓冲液	磷酸盐 标准缓冲液	硼砂 标准缓冲液	氢氧化钙 标准缓冲液 （25℃饱和溶液）
0	1.67	4.01	6.98	9.64	13.43
5	1.67	4.00	6.95	9.40	13.21
10	1.67	4.00	6.92	9.33	13.00
15	1.67	4.00	6.90	9.28	12.81
20	1.68	4.00	6.88	9.23	12.63
25	1.68	4.01	6.86	9.18	12.45
30	1.68	4.02	6.85	9.14	12.29
35	1.69	4.02	6.84	9.10	12.13
40	1.69	4.04	6.84	9.07	11.98
45	1.70	4.05	6.83	9.04	11.84
50	1.71	4.06	6.83	9.01	11.71
55	1.72	4.08	6.83	8.99	11.57
60	1.72	4.09	6.84	8.96	11.45

实验四十一 葡萄糖注射液 pH 的测定

【目的】

（1）了解 pH 测定的基本原理。

（2）掌握用 pH 计测定溶液 pH 的方法、步骤及仪器的操作使用。

【原理】

电位法测定溶液的 pH，是以玻璃电极为指示电极（－），以饱和甘汞电极为参比电极（＋）组成电池。在 25℃ 条件下，溶液的 pH 每变化 1 个单位，电池的电动势改变 59.0mV。实际测定中，选用 pH 与样品 pH 接近的标准缓冲溶液，校正 pH 计（又叫定位），并保持溶液温度恒定，以减少由于液接电位、不对称电位及温度等变化而引起的误差。测定水样之前，用两种不同 pH 的缓冲溶液校正，如用一种 pH 的缓冲溶液定位后，在测定相差约 3 个 pH 单位的另一种缓冲溶液的 pH 时，误差应在 ±0.02pH 以内。校正后的 pH 计，可以直接测定水样或溶液的 pH。

【仪器与试剂】

1. 仪器 pH 计（配 pH 玻璃复合电极和温度补偿电极）。

2. 试剂 0.05mol/L 邻苯二甲酸氢钾标准缓冲溶液、0.025mol/L 混合磷酸盐缓冲溶液、葡萄糖注射液。

【方法】

（1）供试液的制备。取本品适量，用水稀释，制成含 5% 葡萄糖的溶液，每 100ml 加饱和氯化钾溶液 0.3ml，作为供试液。

（2）仪器校正。将 pH 计开机，通电预热数分钟，调节零点与温度补偿（有的可能不需调零），选择与供试液 pH 较接近的标准缓冲溶液进行校正（定位），使仪器读数与标示 pH 一致，再用另一种标准缓冲溶液进行核对，误差应不大于 ±0.02pH 单位。

（3）样品测定。取供试液置小烧杯中，用供试液淋洗电极 3~5 次，用滤纸吸干，将电极浸入供试液中，轻摇供试液至平衡、稳定，直至 pH 的读数在 1 分钟内改变不超过 ±0.05 单位为止，进行读数。重新取供试液如上法进行测定，两次 pH 的读数差值应不超过 0.1 单位。

（4）清洗。实验结束后，用蒸馏水清洗电极数次，用滤纸吸干，套上复合电极套，关机。

【结果】

选取两次 pH 读数差值不超过 0.1 单位的记录结果进行计算，求得的平均值作为供试液的 pH。

注意事项

（1）玻璃电极使用前，应将球泡部位浸在蒸馏水中 24 小时以上或在 50℃ 蒸馏水中浸泡 2 小时，冷却至室温后可当天使用；安装时要用手指夹住电极导线插头，切勿使球泡与硬物接触，防止触及杯底而损坏；测定碱性水样或溶液时，应尽快测定；测定胶体溶液、蛋白质和染料溶液时，用后必须用棉花或软纸蘸乙醚小心地擦拭，用酒精清洗，最后用蒸馏水洗净，不用时也须浸在蒸馏水中。

（2）饱和甘汞电极使用时应经常补充管内的饱和氯化钾溶液，溶液中应有少许 KCl 晶体，不得有气泡，补充后应等几小时再用；电极不能长时间浸泡在被测水样中；不能在 60℃ 以上的环境中使用。

（3）配制标准缓冲溶液与溶解供试品的水应是新沸过并放冷的纯化水，其 pH 应为 5.5~7.0。

（4）标准缓冲溶液最好新鲜配制，在抗化学腐蚀、密闭的容器中一般可保存 2~3 个月，如发现有混浊、发霉或沉淀等现象，则不能继续使用。

【思考题】

1. pH 的概念是什么？

2. 缓冲溶液是共轭酸碱的混合物，那么为什么邻苯二甲酸氢钾、四硼酸钠等可作为缓冲溶液？

3. pH 计为什么要用已知 pH 的标准缓冲溶液校正？

4. 为什么电极在使用前应先放入蒸馏水中浸泡 24 小时以上？

中　篇

综合性及设计性实验

第三章 综合性实验

实验四十二　大黄原料药的质量分析

【目的】

（1）学习显微、薄层鉴别方法。

（2）学习土大黄苷杂质的检查。

（3）练习干燥失重、总灰分的检查方法以及水溶性浸出物的测定方法（热浸法）。

（4）学习高效液相色谱法测定总蒽醌和游离蒽醌的含量以及外标法的计算。

【仪器与试剂】

1. 仪器　高效液相色谱仪（紫外检测器）、电子天平（感量 0.01mg）、天平（感量 0.1mg）、三用紫外灯、薄层板（H 板）、聚酰胺薄膜、旋转蒸发仪、分液漏斗、超声波提取器、电炉、烘箱、高温马弗炉、回流装置、具塞锥形瓶、10ml 容量瓶。

2. 药品　大黄。

3. 对照品　芦荟大黄素对照品、大黄酸对照品、大黄素对照品、大黄酚对照品、大黄素甲醚对照品、土大黄苷对照品。

4. 试剂　甲醇、盐酸、乙醚、三氯甲烷、石油醚（30~60℃）、甲酸乙酯、甲酸、氨、甲苯、丙酮、磷酸、水合氯醛、甘油。

【方法】

大黄原料药质量分析的原始记录

（1）性状。

药典规定：本品呈类圆柱形、圆锥形、卵圆形或不规则块状，长 3~17cm，直径 3~10cm。除尽外皮者表面呈黄棕色至红棕色，有的可见类白色网状纹理及星点（异型维管束）散在，残留的外皮呈棕褐色，多具绳孔及粗皱纹。质坚实，有的中心稍松软，断面呈淡红棕色或黄棕色,显颗粒性;根茎髓部宽广,有星点环列或散在;根木部发达,具放射状纹理,形成层环明显,无星点。气清香,味苦而微涩,嚼之粘牙,有沙砾感。

实验结果:＿＿＿＿＿＿＿＿＿＿＿＿＿＿＿＿＿＿＿＿＿＿＿＿＿＿

＿＿＿＿＿＿＿＿＿＿＿＿＿＿＿＿＿＿＿＿＿＿＿＿＿＿＿＿＿＿＿＿

＿＿＿＿＿＿＿＿＿＿＿＿＿＿＿＿＿＿＿＿＿＿＿＿＿＿＿＿＿＿＿＿

＿＿＿＿＿＿＿＿＿＿＿＿＿＿＿＿＿＿＿＿＿＿＿＿＿＿＿＿＿＿＿＿

结论:＿＿＿＿＿＿＿＿ 规定。

（2）鉴别。

实验条件:实验室相对湿度 ＿＿＿%,实验室温度 ＿＿＿℃。

1）本品横切面根木栓层和栓内层大多已除去;韧皮部筛管群明显;薄壁组织发达;形成层成环;木质部射线较密,宽 2~4 列细胞,内含棕色物;导管非木化,常一至数个相聚,稀疏排列;薄壁细胞中含草酸钙簇晶,多数含淀粉粒。

根茎髓部宽广,其中常见黏液腔,内有红棕色物;异型维管束散在,形成层成环,木质部位于形成层外侧,韧皮部位于形成层内侧,射线呈星状射出。

大黄粉末为黄棕色;草酸钙簇晶直径 20~160μm,有的至 190μm;具缘纹孔导管、网纹导管、螺纹导管及环纹导管,非木化;淀粉粒甚多,单粒类球形或多角形,直径 3~45μm,脐点星状,复粒由 2~8 个分粒组成。

实验结果:＿＿＿＿＿＿＿＿＿＿＿＿＿＿＿＿＿＿＿＿＿＿＿＿＿＿

＿＿＿＿＿＿＿＿＿＿＿＿＿＿＿＿＿＿＿＿＿＿＿＿＿＿＿＿＿＿＿＿

＿＿＿＿＿＿＿＿＿＿＿＿＿＿＿＿＿＿＿＿＿＿＿＿＿＿＿＿＿＿＿＿

＿＿＿＿＿＿＿＿＿＿＿＿＿＿＿＿＿＿＿＿＿＿＿＿＿＿＿＿＿＿＿＿

结论:＿＿＿＿＿＿＿＿ 规定。

2）取本品粉末少量,进行微量升华,可见菱状针晶或羽状结晶。

实验结果:＿＿＿＿＿＿＿＿＿＿＿＿＿＿＿＿＿＿＿＿＿＿＿＿＿＿＿。

结论:＿＿＿＿＿＿＿＿ 规定。

3）取本品粉末 0.1g,加甲醇 20ml,浸泡 1 小时,滤过,取滤液 5ml,蒸干,残渣加水 10ml,使其溶解,再加盐酸 1ml,加热回流 30 分钟,立即冷却,用乙醚分 2 次振摇提取,每次加入乙醚 20ml,合并乙醚液,蒸干,残渣加三氯甲烷 1ml 使其溶解,作为供试品溶液。另取大黄对照药材 0.1g,同法制成对照药材溶液。再取大黄酸对照品,加甲醇制成每 1ml 含 1mg 大黄酸的溶液,作为对照品溶液。照薄层色谱法(通则 0502)进行实验,吸取上述 3 种溶液各 4μl,分别点于以羧甲基纤维素钠为黏合剂的同一硅胶 H 薄层板上,以石油醚(30~60℃)–甲酸乙酯–甲酸(15:5:1)的上层溶液为展开剂，展开，取出，晾干，置紫外灯（365nm）下检视。供试品色谱中，在与对照药材色谱相应的位置上，应显相同的 5 个橙黄色荧光主斑点；在与对照品色谱相应的位置上，显相同的橙黄色荧光斑点，置氨蒸气中熏蒸后，斑点变为红色。

实验结果：_____

_____

_____

_____

结论：_____ 规定。

（3）检查。

实验条件：实验室相对湿度 ____%，实验室温度 ____℃。

1）土大黄苷。

实验方法：取本品粉末 0.1g，加甲醇 10ml，超声处理 20 分钟，滤过，取滤液 1ml，加甲醇至 10ml，作为供试品溶液。另取土大黄苷对照品，用甲醇配制成每 1ml 含 10μg 土大黄苷的溶液，作为对照品溶液（临用新制）。照薄层色谱法（通则 0502）进行实验，吸取上述 2 种溶液各 5μl，分别点于同一聚酰胺薄膜上，以甲苯 – 甲酸乙酯 – 丙酮 – 甲醇 – 甲酸（30：5：5：20：0.1）为展开剂，展开，取出，晾干，置紫外灯（365nm）下检视。供试品色谱中，在与对照品色谱相应的位置上，不得显相同的亮蓝色荧光斑点。

实验结果：_____

_____

_____

_____

结论：_____ 规定。

2）干燥失重。

实验方法：取本品 2mm 以下的小粒约 1g，置于干燥至恒重的扁形称量瓶中，精密称定（除另有规定外，在 105℃干燥至恒重）。由减失的重量和取样量计算供试品的干燥失重。

供试品干燥时，应平铺在扁形称量瓶中，厚度不可超过 5mm，如为疏松物质，厚度不可超过 10mm。放入烘箱或干燥器进行干燥时，应将瓶盖取下，置称量瓶旁或将瓶盖半开进行干燥；取出时，须将称量瓶盖好。置烘箱内干燥的供试品，应在干燥后取出，置干燥器中放冷，再称定重量。

供试品如在未达到规定的干燥温度时即熔化，除另有规定外，应先将供试品在低于熔化温度 5~10℃的温度下干燥至大部分水分被除去后，再按规定条件干燥。生物制品应先将供试品于较低的温度下干燥至大部分水分被除去后，再按规定条件干燥。

药典规定：在 105℃下干燥 6 小时，减失重量不得超过 15.0%。

实验条件：_____。

仪器：烘箱、天平（感量 0.1mg）、称量瓶。

计算公式：$Q = \dfrac{W_{瓶} + W_{样} - W_{瓶+样}}{W_{样}} \times 100\%$

实验结果：_____。

结论：_____ 规定。

3）总灰分。

实验方法：测定用的供试品须粉碎，使能通过二号筛，混合均匀后，取供试品 2~3g（如需测定酸不溶性灰分，可取供试品 3~5g），置炽灼至恒重的坩埚中，称定重量（准确至 0.01g），缓缓炽热，注意避免燃烧，至完全炭化时，逐渐升高温度至 500~600℃，使完全灰化并至恒重。根据残渣重量计算供试品中总灰分的含量。如供试品不易灰化，可将坩埚放冷，加热水或 10% 硝酸铵溶液 2ml，使残渣湿润，然后置水浴上蒸干，残渣照前法炽灼，至坩埚内容物完全灰化。

标准规定：总灰分不得超过 10.0%。

实验条件：_____。

仪器：电炉、高温马弗炉、天平（感量 0.1mg）、坩埚。

计算公式：$X = \dfrac{W_{坩+残} - W_{坩}}{W_{样}}$

式中，X 为总灰分的含量。

实验结果：_____。

结论：_____ 规定。

4）浸出物。

实验方法：取供试品 2~4g，精密称定，置于 100~250ml 的锥形瓶中，加水 50~100ml，精密称定，密塞，称定重量，静置 1 小时后，连接回流冷凝管，加热至沸腾，并保持微沸 1 小时。放冷后，取下锥形瓶，密塞，再称定重量，用水补足减失的重量，摇匀，用干燥滤器滤过。精密量取滤液 25ml，置已干燥至恒重的蒸发皿中，在水浴上蒸干，于 105℃干燥 3 小时，置干燥器中冷却 30 分钟，迅速精密称定重量。除另有规定外，以干燥品计算供试品中水溶性浸出物的含量。

药典规定：不得少于 25.0%。

实验条件：_____。

仪器：回流装置、天平（感量 0.1mg）、25ml 单标线吸量管、50ml 或 100ml 单标线吸量管。

计算公式：$X = \dfrac{(W_{皿+残} - W_{皿}) \times V \times 100}{W_{样} \times (100 - Q) \times V_{样}} \times 100\%$

式中，X 为浸出物的含量。

实验结果：_____。

结论：_____ 规定。

（4）含量测定。

1）总蒽醌。

药典规定：本品按干燥品计算，总蒽醌含量以芦荟大黄素（$C_{15}H_{10}O_5$）、大黄酸（$C_{15}H_8O_6$）、大黄素（$C_{15}H_{10}O_5$）、大黄酚（$C_{15}H_{10}O_4$）和大黄素甲醚（$C_{16}H_{12}O_5$）的总量计，不得少于 1.5%。

照高效液相色谱法测定。

仪器：高效液相色谱仪、电子天平。

色谱条件与系统适用性试验：以十八烷基硅烷键合硅胶为填充剂；以甲醇 –0.1% 磷酸溶液（85∶15）为流动相；检测波长为 254nm；理论塔板数按大黄素峰计算应不低于 3000。

天平室相对湿度 ____%，天平室温度 ____℃。

操作方法如下。①供试品溶液的制备。取本品粉末（过四号筛）约 0.15g，精密称定，置具塞锥形瓶中，精密加入甲醇 25ml，称定重量，加热回流 1 小时，放冷，再称定重量，用甲醇补足减失的重量，摇匀，滤过。精密量取续滤液 5ml，置烧瓶中，挥去溶剂，加 8% 盐酸溶液 10ml，超声处理 2 分钟，再加三氯甲烷 10ml，加热回流 1 小时，放冷，置分液漏斗中，用少量三氯甲烷洗涤容器，并入分液漏斗中，分取三氯甲烷层，酸液再用三氯甲烷提取 3 次，每次 10ml，合并三氯甲烷液，减压回收溶剂至干，残渣加甲醇溶解，转移至 10ml 量瓶中，加甲醇至刻度，摇匀，滤过，取续滤液，即得。②对照品溶液的制备。精密称取芦荟大黄素对照品、大黄酸对照品、大黄素对照品、大黄酚对照品、大黄素甲醚对照品适量，加甲醇分别制成每 1ml 含芦荟大黄素、大黄酸、大黄素、大黄酚各 80μg，含大黄素甲醚 40μg 的溶液；分别精密量取上述对照品溶液各 2ml，混匀，即得（每 1ml 中含芦荟大黄素、大黄酸、大黄素、大黄酚各 16μg，含大黄素甲醚 8μg）。③测定法。分别精密吸取对照品溶液与供试品溶液各 10μl，注入液相色谱仪，测定，即得。

2）游离蒽醌。

药典规定：本品按干燥品计算，游离蒽醌含量以芦荟大黄素（$C_{15}H_{10}O_5$）、大黄酸（$C_{15}H_8O_6$）、大黄素（$C_{15}H_{10}O_5$）、大黄酚（$C_{15}H_{10}O_4$）和大黄素甲醚（$C_{16}H_{12}O_5$）的总量计，不得少于 0.2%。

照高效液相色谱法测定。

色谱条件与系统适用性试验：同"含量测定"总蒽醌项下。①供试品溶液的制备。取本品粉末（过四号筛）约 0.5g，精密称定，置具塞锥形瓶中，精密加入甲醇 25ml，称定重量，加热回流 1 小时，放冷，再称定重量，用甲醇补足减失的重量，摇匀，滤过，取续滤液，即得。②对照品溶液的制备。取"含量测定"总蒽醌项下的对照品溶液，即得。③测定法。分别精密吸取对照品溶液与供试品溶液各 10μl，注入液相色谱仪，测定，即得。

计算及实验结果：_____。

对照品溶液	称样量 W/mg	浓度/（μg/ml）	峰面积 A	平均峰面积 $\overline{A}$
大黄酸对照品				
大黄素对照品				
大黄酚对照品				
大黄素甲醚对照品				
芦荟大黄素对照品				

总蒽醌供试品	称样量 W/g		稀释倍数 D		
	大黄酸	大黄素	大黄酚	大黄素甲醚	芦荟大黄素
峰面积 A					
平均峰面积 $\overline{A}$					
含量 X					
总蒽醌含量 X					
游离总蒽醌供试品	称样量 W/g		稀释倍数 D		
	大黄酸	大黄素	大黄酚	大黄素甲醚	芦荟大黄素
峰面积 A					
平均峰面积 $\overline{A}$					
含量 X					
游离总蒽醌含量 X					

计算公式：

$$X = \frac{\overline{A}_{样} \times C_{对} \times D_{样}}{\overline{A}_{对} \times W_{样} \times 1000} \times 100\%$$

式中，X 为供试品含量；$A_{样}$ 为样品峰面积；$A_{对}$ 为对照品峰面积；D 为样品稀释倍数；W 为样品取样量（mg）；$C_{对}$ 为对照品浓度（μg/ml）。

实验结果：_____。

结论：_____ 规定。

注意事项

（1）注意室内的温、湿度。

（2）提前配制好羧甲基纤维素钠溶液。

（3）使用满足对照品称量要求的天平。

【思考题】

1. 高效液相色谱法的定量方法有哪些？

2. 大黄中为什么不得检出土大黄苷？

大黄原料药检验报告书

检验项目	标准要求	检验结果
[性状]	应具大黄的性状特征	
[鉴别]		
显微鉴别	应具大黄的显微特征	
化学反应	应呈正反应	
薄层鉴别	供试品色谱中，在与对照药材色谱相应的位置上，应显相同的 5 个橙黄色荧光主斑点；在与对照品色谱相应的位置上，应显相同的橙黄色荧光斑点，置氨蒸气中熏蒸后，斑点应变为红色	
[检查]		
土大黄苷	供试品色谱中，在与对照品色谱相应的位置上，应不得显相同的亮蓝色荧光斑点	
干燥失重	减失重量应不得过 15.0%	
总灰分	应不得过 10.0%	
[浸出物]	应不得少于 25.0%	
总蒽醌	应不得少于 1.5%	
游离蒽醌	应不得少于 0.2%	

结论：本品按《中国药典》2015 版一部检验，结果 _____ 规定

备注：

负责人：　　　复核人：　　　　检验人：

实验四十三　心血宁胶囊的质量分析

【目的】

（1）学习薄层鉴别方法。

（2）练习胶囊崩解时限的检查方法。

（3）练习装量差异的检查方法。

（4）学习用 HPLC 法测定葛根素的含量以及外标法的计算。

【仪器与试剂】

1.仪器　崩解仪、分析天平、高效液相色谱仪、超声波提取器、紫外灯、薄层板、容量瓶。

2.药品　心血宁胶囊。

3.对照品　葛根素对照品。

4.试剂　二氯甲烷、冰醋酸、甲醇、乙醇。

【方法】

心血宁胶囊质量分析的原始记录

（1）性状。

药典规定：本品为硬胶囊，内容物为浅棕色至黑褐色的颗粒及粉末；味苦、微涩。

实验结果：＿＿＿＿＿＿＿＿＿＿＿＿。

结论：＿＿＿＿＿＿＿＿＿＿＿＿。

（2）鉴别。

实验条件：＿＿＿＿＿＿＿＿＿＿＿＿。

实验室相对湿度 ＿＿ %，实验室温度 ＿＿ ℃。

取本品内容物 0.4g，研细，加甲醇 10ml，超声处理 10 分钟，滤过，滤液蒸干，残渣加甲醇 1ml 使溶解，静置，取上清液作为供试品溶液。另取葛根素对照品，加甲醇制成每 1ml 含 1mg 葛根素的溶液，作为对照品溶液。照薄层色谱法进行实验，吸取上述两种溶液各 2μl，分别点于同一硅胶 G 薄层板上，以二氯甲烷 – 甲醇 – 水（7：2.5：0.25）为展开剂，展开，取出，晾干，置紫外灯（365nm）下检视。供试品色谱中，在与对照品色谱相应的位置上，显相同颜色的荧光斑点。

实验结果：＿＿＿＿＿＿＿＿＿＿＿＿。

结论：＿＿＿＿＿＿＿＿＿＿＿＿。

（3）检查。

实验条件：_____。

实验室相对湿度 ____ %，实验室温度 ____ ℃。

1）装量差异。

药典规定：取供试品 10 粒，按装量差异项下检查法检查，将每粒装量与平均装量相比较（有标示装量的胶囊剂，每粒装量应与标示装量比较），超出装量差异限度的不得多于 2 粒，并不得有 1 粒超出限度 1 倍。

实验条件：_____。

仪器：电子分析天平。

实验结果：_____。

结论：_____。

2）崩解时限。

药典规定：各粒均应在 30 分钟内全部崩解。

照崩解时限检查法检查（加挡板）。

实验条件：_____。

仪器：JB–II 型 智能崩解仪。

介质：水，水温 ____ ℃。

实验结果：_____。

结论：_____。

（4）含量测定。

药典规定：本品每粒含葛根提取物以葛根素（$C_{21}H_{20}O_9$）计，不得少于 27.0mg。

照高效液相色谱法测定。

实验条件：_____。

仪器：高效液相色谱仪。

色谱条件与系统适用性试验：以十八烷基硅烷键合硅胶为填充剂；甲醇 – 水 – 冰醋酸（25∶75∶0.5）为流动相；检测波长为 250nm；理论塔板数按葛根素峰计算应不得低于 3000。

天平型号 ____，天平室相对湿度 ____%，天平室温度 ____℃。

操作方法如下。①供试品溶液的制备。取装量差异项下的本品内容物，混匀，研细，取约 50mg，精密称定，置具塞锥形瓶中，精密加入 30% 乙醇 50ml，密塞，称定重量，超声处理 20 分钟（功率 250W，频率 33kHz），放冷至室温，称定重量，用 30% 乙醇补足减失的重量，摇匀，滤过，取续滤液即得。②对照品溶液的制备。精密称取葛根素对照品适量，加 30% 乙醇制成每 1ml 含 80μg 葛根素的溶液，即得。③测定法。分别精密吸取对照品溶液与供试品溶液各 10μl，注入液相色谱仪，测定，即得。

实验结果如下。

称量：

平均装量$\overline{W}$ = _____ g；对照品$W_{对}$ = _____ g；

样品W_1 = _____ g；样品W_2 = _____ g；

测定：

对照品峰面积$A_{对1}$ = _____；$A_{对2}$ = _____；$A_{对}$ = _____。

样品1峰面积$A_{样1A}$ = _____；$A_{样1B}$ = _____；$A_{样1}$ = _____。

样品2峰面积$A_{样2A}$ = _____；$A_{样2B}$ = _____；$A_{样2}$ = _____。

$$标定含量（\%）= \frac{A_{样} \times f_{样} \times W_{对} \times \overline{W}}{A_{对} \times f_{对} \times W \times S} \times 100\%$$

$$平均标定含量 = \frac{标定含量（1）+标定含量（2）}{2} = \text{_____} mg/粒$$

式中，$\overline{W}$ 为平均量（g）；$f_{样}$为样品稀释倍数；$W_{对}$为对照品称量量（g）；W 为样品称量量（g）；$A_{样}$为样品峰面积；$f_{对}$为对照品稀释倍数；S 为标示量（g）。

结论：_____。

注意事项

（1）应提前将薄层板活化。

（2）使用满足对照品称量要求的电子分析天平。

【思考题】

薄层板应如何活化?

心血宁胶囊检验报告书

检验项目	标准要求	检验结果
[性状]	本品为硬胶囊，内容物为浅棕色至黑褐色的颗粒及粉末；味苦、微涩	
[鉴别]	供试品色谱中，在与对照品色谱相应的位置上，显相同颜色的荧光斑点	
[检查]		
装量差异	装量差异限度为 ±10%，应符合规定	
崩解时限	应均在 30 分钟内全部崩解	
[含量测定]	每粒含葛根提取物以葛根素（$C_{21}H_{20}O_9$）计，不得少于 27.0mg	
结论：		

负责人： 　　复核人： 　　检验人：

实验四十四　板蓝根颗粒的质量分析

【目的】

（1）掌握从查阅标准、设计、全检到出检验报告的全过程所需要的理论知识，并培养实践能力。

（2）学习薄层鉴别方法、粒度检查方法、水分测定方法、溶化性检查方法、装量差异检查方法以及书写检验报告书等技能。

【仪器与试剂】

1. 仪器　超声波提取器、薄层板加热器、滤过装置、分析天平（感量为 0.0001g）、定量微升毛细管、硅胶 G 薄层板、药典筛、烘箱、干燥器、扁形称量瓶、烧杯、玻璃棒等。

2. 药品　板蓝根颗粒。

3. 对照品　板蓝根对照药材、亮氨酸对照品、精氨酸对照品。

4. 试剂　乙醇、正丁醇、冰醋酸、茚三酮试液。

【方法】

板蓝根颗粒质量分析的原始记录

（1）性状。

标准规定：本品为浅棕黄色至棕褐色的颗粒；味甜、微苦，或味微苦。

实验结果：_____。

结论：_____。

（2）鉴别。

实验条件：实验室相对湿度 ____%，实验室温度 ____℃。

取本品 2g，研细，加乙醇 10ml，超声处理 30 分钟，过滤，滤液浓缩至 2ml，作为供试品溶液。另取板蓝根对照药材 0.5g，加乙醇 20ml，同法制成对照药材溶液。取亮氨酸对照和精氨酸对照品，加乙醇制成每 1ml 含亮氨基酸和精氨酸各 0.1mg 的混合溶液，作为对照品溶液。照薄层色谱法（通则 0502）进行实验。吸取供试品溶液及对照品溶液各 5~10μl、对照药材溶液 2μl，分别点于同一硅胶 G 薄层板上，以正丁醇 – 冰醋酸 – 水（19：5：5）为展开剂，展开，取出，晾干，喷以茚三酮试液，在 105℃加热至斑点显色清晰。供试品色谱中，在与对照药材色谱和对照品色谱相应的位置上，应显相同颜色的斑点。

实验结果：_____（附薄层图）。

结论：_____。

（3）检查。

实验条件：实验室相对湿度 ____%，实验室温度 ____℃。

1）粒度检查。

药典规定：不能通过一号筛与能通过五号筛的颗粒总和不得超过 15%。

照粒度和粒度分布测定法（通则 0982 第二法双筛分法）测定。

实验条件：_____。

仪器：_____。

操作方法：_____。

实验结果：_____。

结论：_____。

2）水分。

药典规定：不得超过 8.0%。

照水分测定法（通则 0832）测定。

实验条件：_____。

仪器：_____。

天平型号 ____，天平室相对湿度 ____%，天平室温度 ____℃。

烘箱型号：_____。

操作方法：_____。

实验结果：_____。

结论：_____。

3）溶化性。

药典规定：应全部溶化或轻微混浊，不得有异物，中药颗粒不得有焦屑。

照颗粒剂（通则 0104 溶化性）测定。

实验条件：＿＿＿＿＿＿＿＿＿＿＿＿＿。

操作方法：＿＿＿＿＿＿＿＿＿＿＿＿＿。

实验结果：＿＿＿＿＿＿＿＿＿＿＿＿＿。

结论：＿＿＿＿＿＿＿＿＿＿＿。

4）装量差异。

药典规定：超出装量差异限度的颗粒剂不得多于 2 袋（瓶），并不得有 1 袋（瓶）超出装量差异限度 1 倍。

照颗粒剂（通则 0104 装量差异）测定。

实验条件：＿＿＿＿＿＿＿＿＿＿＿＿＿。

仪器：＿＿＿＿＿＿＿＿＿＿＿＿＿。

天平型号 ＿＿＿ ，天平室相对湿度 ＿＿＿ %，天平室温度 ＿＿＿℃。

操作方法：＿＿＿＿＿＿＿＿＿＿＿＿＿。

实验结果：＿＿＿＿＿＿＿＿＿＿＿＿＿。

结论：＿＿＿＿＿＿＿＿＿＿＿。

注意事项

（1）查阅标准后，应设计好全检的全过程再进行实验。

（2）做装量差异检查时，用剪刀剪开并倒出药粉后，要用镊子夹取脱脂棉擦干净包装袋内的药粉，再进行称量。

【思考题】

1. 做鉴别实验时，为什么要采用双对照？

2. 定量微升毛细管与微量进样器在应用中有哪些区别？

板蓝根颗粒检验报告书

检验项目	标准要求	检验结果
[性状]	本品为浅棕黄色至棕褐色的颗粒；味甜、微苦，或味微苦	
[鉴别]	供试品色谱中，在与对照药材色谱和对照品色谱相应的位置上，应显相同颜色的斑点	
[检查]		
粒度检查	除另有规定外，照粒度和粒度分布测定法（通则0982第二法双筛分法）测定，不能通过一号筛与能通过五号筛的颗粒总和不得超过15%	
水分	不得超过8.0%	
溶化性	可溶性颗粒应全部溶化或轻微混浊。应不得有异物，中药颗粒还不得有焦屑	
装量差异	每袋（瓶）装量应与标示装量比较，超出装量差异限度的颗粒剂不得多于2袋（瓶），并不得有1袋（瓶）超出装量差异限度1倍	

结论：

负责人：　　　复核人：　　　检验人：

实验四十五　阿司匹林原料药的质量分析

【目的】

（1）学习薄层色谱的鉴别方法。

（2）掌握高效液相色谱仪的操作方法。

（3）学习高效液相色谱法测定游离水杨酸的含量以及外标法的计算。

【仪器与试剂】

1. 仪器　高效液相色谱仪、电子天平、容量瓶、电炉、移液管、坩埚、干燥器。

2. 药品　阿司匹林原料药。

3. 对照品　水杨酸对照品。

4. 试剂　三氯甲烷、乙醚、氢氧化钠、碳酸钠、三氯化铁、硫酸、冰醋酸、正丁醇、冰醋酸、甲醇、氯化钴、重铬酸钾、硫酸铜、乙腈、四氢呋喃、醋酸盐缓冲液（pH3.5）、酚酞。

【方法】

阿司匹林原料药的质量分析原始记录

（1）性状。

标准规定：本品为白色结晶或结晶性粉末，无臭或微带醋酸臭，遇湿气即缓缓水解。

实验结果：_____。

结论：_____。

本品在乙醇中易溶，在三氯甲烷或乙醚中溶解，在水或无水乙醚中微溶；在氢氧化钠溶液或碳酸钠溶液中溶解，但同时分解。

实验结果：_____。

结论：_____。

（2）鉴别。

1）取本品约0.1g，加水10ml，煮沸，放冷，加三氯化铁试液1滴，即显紫堇色。

实验结果：_____。

结论：_____。

2）取本品约0.5g，加碳酸钠试液10ml，煮沸2分钟后，放冷，加过量的稀硫酸，即析出白色沉淀，并产生醋酸的臭气。

实验结果：_____。

结论：_____。

3）本品的红外吸收光谱应与对照图谱一致。

实验结果：_____。

结论：_____。

（3）检查。

1）溶液的澄清度。

实验方法：取本品0.5g，加约45℃的碳酸钠试液10ml溶解后，溶液应澄清。

实验结果：_____。

结论：_____。

2）游离水杨酸。

实验方法：临用新制，取本品0.1g，精密称定，置10ml量瓶中，加含1%冰醋酸的甲醇溶液适量，振摇使其溶解，并稀释至刻度，摇匀，作为供试品溶液；取水杨酸对照品约10mg，精密称定，置100ml量瓶中，加含1%冰醋酸的甲醇溶液适量，使其溶解并稀释至刻度，摇匀，精密量取5ml，置50ml量瓶中，用含1%冰醋酸的甲醇溶液稀释至刻度，摇匀，作为对照品溶液。照高效液相色谱法（通则0512）进行实验。用十八烷基硅烷键合硅胶为填充剂，以乙腈-四氢呋喃-冰醋酸-水（20:5:5:70）为流动相，检测波长为303nm，理论塔板数按水杨酸峰计算不低于5000，阿司匹林峰与水杨酸峰的分离度应符合要求。立即精密量取对照品溶液与供试品溶液各10μl，分别注入液相色谱仪，记录色谱图。供试品溶液色谱图中如有与水杨酸峰保留时间一致的色谱峰，按外标法以峰面积计算，游离水杨酸含量不得超过 0.1%。

实验结果：_____。

结论：_____。

3）易炭化物。

实验方法：取本品 0.5g，依法（通则 0842）检查，与对照液（取比色用氯化钴液 0.25ml、比色用重铬酸钾液 0.25ml、比色用硫酸铜液 0.40ml，加水至 5.00ml）比较，不得更深。

实验结果：_____。

结论：_____。

4）有关物质。

实验方法：取本品约 0.1g，置 10ml 量瓶中，加含 1% 冰醋酸的甲醇溶液适量，振摇使其溶解，稀释至刻度，摇匀，作为供试品溶液；精密量取 1ml，置 200ml 量瓶中，用含 1% 冰醋酸的甲醇溶液稀释至刻度，摇匀，作为对照品溶液；精密量取对照溶液 1ml，置 10ml 量瓶中，用含 1% 冰醋酸的甲醇溶液稀释至刻度，摇匀，作为灵敏度溶液。照高效液相色谱法（通则 0512）进行实验。用十八烷基硅烷键合硅胶为填充剂；以乙腈 – 四氢呋喃 – 冰醋酸 – 水（20∶5∶5∶70）为流动相 A，乙腈为流动相 B，按表 3–1 进行梯度洗脱；检测波长为 276nm。阿司匹林峰的保留时间约为 8 分钟，阿司匹林峰与水杨酸峰的分离度应符合要求。分别精密量取供试品溶液、对照品溶液、灵敏度溶液与游离水杨酸检查项下的水杨酸对照品溶液各 10μl，注入液相色谱仪，记录色谱图。供试品溶液的色谱图中如有杂质峰，除水杨酸峰外，其他各杂质峰面积之和不得大于对照品溶液主峰面积（0.5%）。供试品溶液的色谱图中小于灵敏度溶液主峰面积的色谱峰忽略不计。

表 3–1 梯度洗脱程序表

时间/min	流动相A/%	流动相B/%
0	100	0
60	20	80

实验结果：_____。

结论：_____。

5）干燥失重。

实验方法：取本品，置以五氧化二磷为干燥剂的干燥器中，在 60℃下减压干燥至恒重，减失重量不得超过 0.5%（通则 0831）。

实验结果：＿＿＿＿＿＿＿＿＿＿＿＿＿＿＿＿＿。

结论：＿＿＿＿＿＿＿＿＿＿＿＿＿＿＿＿＿。

6）炽灼残渣。

实验方法：取供试品 1.0~2.0g，置已炽灼至恒重的坩埚中，精密称定，缓缓炽灼至完全炭化，放冷；加硫酸 0.5~1ml 使其湿润，低温加热至硫酸蒸气被除尽后，在 500~600℃炽灼使之完全灰化，移至干燥器内，放冷，精密称定后，再在 500~600℃炽灼至恒重，即得，炽灼后的残渣含量不得超过 0.1%（通则 0841）。

实验结果：＿＿＿＿＿＿＿＿＿＿＿＿＿＿＿＿。

结论：＿＿＿＿＿＿＿＿＿＿＿＿＿＿＿。

7）重金属。

实验方法：取本品 1.0g，加乙醇 23ml 溶解后，加醋酸盐缓冲液（pH3.5）2ml，依法（通则 0821 第一法）检查，重金属含量不得超过百万分之十。

实验结果：＿＿＿＿＿＿＿＿＿＿＿＿＿＿＿＿。

结论：＿＿＿＿＿＿＿＿＿＿＿＿＿＿＿。

（4）含量测定。

取本品约 0.4g，精密称定，加中性乙醇（对酚酞指示剂显中性）20ml 溶解后，加酚酞指示剂 3 滴，用氢氧化钠滴定液（0.1mol/L）滴定。每 1ml 氢氧化钠滴定液（0.1mol/L）相当于 18.02mg 的 $C_9H_8O_4$。按干燥品计算，含 $C_9H_8O_4$ 不得少于 99.5%。

实验结果：＿＿＿＿＿＿＿＿＿＿＿＿＿＿＿＿。

结论：＿＿＿＿＿＿＿＿＿＿＿＿＿＿＿。

阿司匹林原料药检验报告书

检验项目	标准要求	检验结果
[性状]	本品为白色结晶或结晶性粉末	
[鉴别]	（1）取本品 0.1g，加水 10ml，煮沸后放冷，加 $FeCl_3$，显紫黑色	
	（2）取本品 0.5g，加 Na_2CO_3 试液 10ml，煮沸 2 分钟，放冷，加过量稀硫酸，析出白色沉淀，并产生醋酸臭气	
	（3）本品的红外吸收光谱应与对照的图谱一致	
[检查]		
溶液澄清度	溶液应澄清	
游离水杨酸	供试品溶液色谱图中水杨酸色谱峰峰面积不得超过 0.1%	
易炭化物	不得比对照品更深	
有关物质	除水杨酸峰外，其他各杂质峰面积之和不得大于对照品溶液主峰面积（0.5%）	
干燥失重	减失重量不得超过 0.5%	
炽灼残渣	不得超过 0.1%	
重金属	不得超过百万分之十	
[含量测定]	本品含阿司匹林（$C_9H_8O_4$）不得少于 99.5%	

结论：

负责人：　　复核人：　　检验人：

实验四十六　诺氟沙星滴眼液的质量分析

【目的】

（1）学习用紫外－可见分光光度法进行鉴别的方法。

（2）学习用 HPLC 法进行特殊杂质的检查。

（3）练习 pH 测定法。

（4）学习用 HPLC 法测定诺氟沙星的含量以及外标法的计算。

【仪器与试剂】

1.仪器　天平、高效液相色谱仪、紫外－可见分光光度计、烧杯、移液管、容量瓶。

2.药品　诺氟沙星滴眼液。

3.对照品　诺氟沙星对照品、杂质 A 对照品、环丙沙星对照品、依诺沙星对照品、羟苯甲酯对照品、羟苯丙酯对照品。

4.试剂　磷酸、苯二甲酸、乙腈、冰醋酸、甲醇。

【方法】

诺氟沙星滴眼液质量分析的原始记录

（1）性状。

标准规定：本品为无色至淡黄色澄明液体。

实验结果：＿＿＿＿＿＿＿＿＿＿＿＿＿。

结论：＿＿＿＿＿＿＿＿＿＿＿＿＿。

（2）鉴别。

实验条件：实验室相对湿度 ＿＿ %，实验室温度 ＿＿ ℃。

1）在含量测定项下记录的色谱图中，供试品溶液主峰的保留时间应与对照品溶液主峰的保留时间一致。

实验结果：＿＿＿＿＿＿＿＿＿＿＿＿＿。

结论：＿＿＿＿＿＿＿＿＿＿＿＿＿。

2）取本品适量，加磷酸盐缓冲液（pH7.4），稀释，制成每 1ml 中含诺氟沙星约 5μg 的溶液。照紫外 – 可见分光光度法测定，在 271nm 的波长处有最大吸收。

实验结果：＿＿＿＿＿＿＿＿＿＿＿＿＿。

结论：＿＿＿＿＿＿＿＿＿＿＿＿＿。

（3）检查。

实验条件：实验室相对湿度 ＿＿ %，实验室温度 ＿＿ ℃。

1）pH。

标准规定：pH 应为 5.0~5.6。

照 pH 测定法进行测定。

实验条件：＿＿＿＿＿＿＿＿＿＿＿＿＿。

仪器：＿＿＿＿＿＿＿＿＿＿＿＿＿。

介质：＿＿＿＿＿＿＿＿＿＿＿＿＿。

实验结果：＿＿＿＿＿＿＿＿＿＿＿＿＿。

结论：＿＿＿＿＿＿＿＿＿＿＿＿＿。

2）有关物质。

标准规定：供试品溶液色谱图中如有杂质峰（除乙二胺四乙酸二钠、羟苯甲酯、羟苯丙酯外），杂质 A（262nm 检测）按外标法以峰面积计算，不得超过标示量的 0.2%，其他单个杂质（278nm 检测）峰面积不得大于对照品溶液主峰面积（0.5%），其他各杂质峰面积之和（278nm 检测）不得大于对照品溶液主峰面积的 2 倍（1.0%），供试品溶液色谱图中小于对照品溶液主峰面积 0.1 倍的峰可忽略不计。

照高效液相色谱法测定。

实验条件：＿＿＿＿＿＿＿＿＿＿＿＿＿。

仪器：＿＿＿＿＿＿＿＿＿＿＿＿＿。

色谱条件与系统适用性试验：以十八烷基硅烷键合硅胶为填充剂；以 0.025mol/L 磷酸溶液（用三乙胺调节 pH 至 3.0±0.1）–乙腈（87：13）为流动相，按表 3-2 进行线性梯度洗脱；称取诺氟沙星对照品、环丙沙星对照品和依诺沙星对照品各适量，加 0.1mol/L 盐酸溶液适量使其溶解，用流动相 A 稀释，制成每 1ml 中含诺氟沙星 0.15mg、环丙沙星和依诺沙星各 3μg 的混合溶液，取 20μl 注入液相色谱仪，以 278nm 为检测波长，记录色谱图，诺氟沙星的保留时间约为 9 分钟。诺氟沙星峰与环丙沙星峰和诺氟沙星峰与依诺沙星峰之间的分离度均应大于 2.0。另取羟苯丙酯对照品 45mg 与杂质 A 对照品 15mg，置 200ml 量瓶中，加乙腈溶解并稀释至刻度，摇匀，量取适量，用流动相 A 稀释，制成每 1ml 中约含羟苯丙酯 0.9μg 与杂质 A 0.3μg 的混合溶液，取 20μl 注入液相色谱仪，以 262nm 为检测波长，记录色谱图，羟苯丙酯峰与杂质 A 峰的分离度应符合要求。

表 3-2　梯度洗脱程序表

时间/min	流动相 A/%	流动相 B/%
0	100	0
10	100	0
20	76	24
45	76	24
47	100	0
57	100	0

天平型号 ＿＿＿，天平室相对湿度 ＿＿＿％，天平室温度 ＿＿＿℃。

操作方法如下。①供试品溶液的制备。精密量取本品适量，用流动相 A 定量稀释，制成每 1ml 中含诺氟沙星约 0.15mg 的溶液，作为供试品溶液。②对照品溶液的制备。精密量取供试品溶液适量，用流动相 A 稀释，制成每 1ml 中含诺氟沙星约 0.75μg 的溶液，作为对照品溶液；另精密称取杂质 A 对照品约 15mg，置 200ml 量瓶中，加乙腈溶解并稀释至刻度，摇匀，精密量取适量，用流动相 A 定量稀释，制成每 1ml 中含约 0.3μg 杂质 A 的溶液，作为杂质 A 的对照品溶液。③测定法。精密量取供试品溶液、对照溶液和杂质 A 对照品溶液各 20μl，分别注入液相色谱仪，以 278nm 和 262nm 为检测波长，记录色谱图。

实验结果如下。

样品取量 _____ g，杂质 A 对照品取量 _____ g。

供试品峰面积 A_{1A} = _____；A_{1B} = _____；A_1 = _____。

对照品峰面积 $A_{对1}$ = _____；$A_{对2}$ = _____；$A_{对}$ = _____。

杂质 A 对照品峰面积 $A_{对1}$ = _____；$A_{对2}$ = _____；$A_{对}$ = _____。

结论：_____。

（4）含量测定。

标准规定：本品含诺氟沙星（$C_{16}H_{18}FN_3O_3$）应为标示量的 90.0%～110.0%。

照高效液相色谱法测定。

实验条件：_____。

仪器：_____。

色谱条件与系统适用性试验：以十八烷基硅烷键合硅胶为填充剂；以 0.025mol/L 磷酸溶液（用三乙胺调节 pH 至 3.0 ± 0.1）－乙腈（87：13）为流动相；检测波长为 278nm。称取诺氟沙星对照品、环丙沙星对照品和依诺沙星对照品各适量，加 0.1mol/L 盐酸溶液适量使其溶解，用流动相稀释，制成每 1ml 中含诺氟沙星 25μg、环丙沙星和依诺沙星各 5μg 的混合溶液，取 20μl 注入液相色谱仪，记录色谱图，诺氟沙星的保留时间约为 9 分钟。诺氟沙星峰与环丙沙星峰和诺氟沙星峰与依诺沙星峰之间的分离度均应大于 2.0。

天平型号 _____，天平室相对湿度 _____%，天平室温度 _____℃。

操作方法如下。①供试品溶液的制备。精密量取本品适量，用流动相定量稀释，制成每 1ml 中含诺氟沙星约 25μg 的溶液，作为供试品溶液。②对照品溶液的制备。取本品约 25mg，精密称定，置 100ml 量瓶中，加 0.1mol/L 盐酸溶液 2ml 使溶解后，用水稀释至刻度，摇匀，精密量取 5ml，置 50ml 量瓶中，用流动相稀释至刻度，摇匀，作为对照品溶液。③测定法。分别精密吸取对照品溶液与供试品溶液各 20μl，注入液相色谱仪，测定，即得。

实验结果如下。

样品取量 _____ g，对照品取量 _____ g。

对照品峰面积 $A_{对1}$ = _____；$A_{对2}$ = _____；$A_{对}$ = _____。

供试品峰面积 A_{1A} = _____；A_{1B} = _____；A_1 = _____。

供试品峰面积 A_{2A} = _____；A_{2B} = _____；A_2 = _____。

$$标示量（\%）= \frac{\overline{A} \times C_{对} \times V \times D \times 每支容量}{\overline{A_{对}} \times V \times S} \times 100\%$$

结论：_____。

> **注意事项**
>
> （1）进样前，色谱柱必须用流动相充分冲洗，使基线平衡。
>
> （2）色谱流路系统（泵、进样器、色谱柱、检测器流通池）在分析完毕后，应充分冲洗，特别是如果用过含盐流动相，应先用水、再用甲醇－水充分冲洗。

【思考题】

1. 紫外－可见分光光度法用于定性鉴别的方法有哪些？

2. 高效液相色谱法用于杂质限量的方法有哪些？

诺氟沙星滴眼液检验报告书

检验项目	标准要求	检验结果
[性状]	本品为无色至淡黄色澄明液体	
[鉴别]	（1）供试品色谱中，供试品溶液主峰的保留时间应与对照品溶液主峰的保留时间一致。 （2）供试品光谱中，在271nm的波长处有最大吸收	
[检查]		
pH	应为5.0~5.6	
有关物质	供试品溶液色谱图中如有杂质峰（除乙二胺四乙酸二钠、羟苯甲酯、羟苯丙酯外），杂质A（262nm检测）按外标法以峰面积计算，不得超过标示量的0.2%，其他单个杂质（278nm检测）峰面积不得大于对照品溶液主峰面积（0.5%），其他各杂质峰面积之和（278nm检测）不得大于对照品溶液主峰面积的2倍（1.0%），供试品溶液色谱图中小于对照溶液主峰面积0.1倍的峰可忽略不计	
[含量测定]	本品含诺氟沙星（$C_{16}H_{18}FN_3O_3$）应为标示量的90.0%~110.0%	

结论：

负责人：　　复核人：　　检验人：

第四章 设计性实验

实验四十七 蜂蜜质量分析的实验设计

【目的】

（1）培养学生分析、利用文献资料的能力。

（2）培养学生主动解决问题的能力。

（3）培养学生的创新意识和创新能力。

【要求】

设计蜂蜜质量分析方案，确定需要定性鉴别、检查及含量测定的项目及分析方法。

【设计依据】

《中国药典》2015 版和相关文献。

【实施过程】

（1）学生分组，每组 4~5 人。

（2）查阅资料，确定分析项目和分析方法，制订实验方案。

（3）教师审定实验方案并指出不足之处，提出改进意见。

（4）学生讨论，修改和完善实验方案，经教师审定通过后方可进入实验阶段。

（5）学生将根据实验方案列出的所需仪器、试剂、对照品等提交给实验员。

（6）学生按照实验方案进行实验研究，撰写实验报告。

实验四十八 六味地黄丸质量分析的实验设计

【目的】

（1）培养学生分析、利用文献资料的能力。

（2）培养学生主动解决问题的能力。

（3）培养学生的创新意识和创新能力。

【处方】

熟地黄 160g、山茱萸（制）80g、牡丹皮 60g、山药 80g、茯苓 60g、泽泻 60g。

【制法】

以上六味，粉碎成细粉，过筛，混匀。用乙醇泛丸，干燥，制成水丸；或每 100g 粉末加炼蜜 35~50g 与适量的水，制丸，干燥，制成水蜜丸；或加炼蜜 80~110g 制成小蜜丸或大蜜丸，即得。

【要求】

设计六味地黄丸质量分析方案，确定需要定性鉴别、检查及含量测定的项目及分析方法。

【设计依据】

《中国药典》2015 版和相关文献。

【实施过程】

（1）学生分组，每组 4~5 人。

（2）查阅资料，确定分析项目和分析方法，制订实验方案。

（3）教师审定实验方案并指出不足之处，提出改进意见。

（4）学生讨论，修改和完善实验方案，经教师审定通过后方可进入实验阶段。

（5）学生将根据实验方案列出的所需仪器、试剂、对照品等提交给实验员。

（6）学生按照实验方案进行实验研究，撰写实验报告。

实验四十九　金果饮咽喉片质量分析的实验设计

【目的】

（1）培养学生分析、利用文献资料的能力。

（2）培养学生主动解决问题的能力。

（3）培养学生的创新意识和创新能力。

【处方】

地黄137g、玄参102g、西青果34g、蝉蜕52g、麦冬102g、胖大海34g、南沙参102g、太子参102g、陈皮68g、薄荷素油2ml。

【制法】

以上十味,薄荷油用β–环糊精包结,其余地黄等九味加水煎煮两次,每次30分钟,过滤,滤液合并,浓缩成稠膏,加蔗糖、矫味剂适量,混匀,制粒,干燥,加入薄荷油包结物及香精、硬脂酸镁适量,混匀,压制成1000片[规格(2)]或2000片[规格(1)],或包薄膜衣,即得。

【要求】

设计金果饮咽喉片质量分析方案,确定需要定性鉴别、检查及含量测定的项目及分析方法。

【设计依据】

《中国药典》2015版和相关文献。

【实施过程】

(1)学生分组,每组4~5人。

(2)查阅资料,确定分析项目和分析方法,制订实验方案。

(3)教师审定实验方案并指出不足之处,提出改进意见。

(4)学生讨论,修改和完善实验方案,经教师审定通过后方可进入实验阶段。

(5)学生将根据实验方案列出的所需仪器、试剂、对照品等提交给实验员。

(6)学生按照实验方案进行实验研究,撰写实验报告。

实验五十 苯巴比妥、异烟肼、维生素C三种原料药的区分与鉴别

【目的】

(1)掌握典型药物的特殊鉴别试验。

(2)根据药物结构特征区别各类药物,并根据各个药物的专属性试验进行鉴别确证。

(3)熟悉药物的其他鉴别试验。

【要求】

（1）设计苯巴比妥、异烟肼和维生素 C 的区分与鉴别实验方案。

（2）实施实验方案。

（3）书写实验报告。

【设计思路】

（1）学生利用课余时间查阅有关文献资料，充分了解各类药物的结构与理化特性。

（2）根据药物的理化性质，区分一般鉴别试验和专属性鉴别试验。

（3）选择可体现某类药物结构特征的鉴别试验来区分不同类别的药物。

（4）选择各药物最具特征的专属性反应来验证该药物。

【仪器与试剂】

1. 仪器　试管、烧杯。

2. 试剂　不具有标签的原料药粉（苯巴比妥、异烟肼、维生素 C 三种）、浓硫酸、浓硝酸、稀盐酸、稀硫酸、氢氧化钠溶液、碳酸钠试液、硫酸铜试液、氯化钡试液、碘化铋钾试液、香草醛、氨制硝酸银试液、铜吡啶试液、碱性酒石酸铜试液、氯化铁试液、碱性 β - 萘酚、亚硝酸钠试液等。

【实施过程】

（1）学生分组，每组 4~5 人。

（2）查阅资料，确定分析方法，制订实验方案，上交指导教师批阅。

（3）教师审定实验方案并指出不足之处，提出改进意见。

（4）学生讨论，修改和完善实验方案，经教师审定通过后方可进入实验阶段。

（5）学生按照实验方案进行实验。

（6）书写实验报告，写出判断依据和实验结论。

下 篇

实践与应用

第五章　五加参蛤蚧精的质量标准草案

一、药品质量标准概述

药品质量标准是对药品的质量、规格及检测方法所做的技术规定，是药品生产、供应、使用、检验和管理部门必须共同遵循的法定依据，从而确保药品的安全性和有效性。中药质量标准是新药研究的重要组成部分。药品生产企业为保证药品质量制定的标准为企业药品标准，一般高于法定标准的要求，是创优、企业竞争、保护优质产品和严防假冒的重要措施。

对复方制剂而言，制定质量标准的难点主要为鉴别、检查和含量测定等几项标准的制定。要制定科学的、能反映药品内在质量的中药质量标准，大致应从以下几个方面进行。本章以五加参蛤蚧精为例介绍了质量标准的制定方法。首先，应按中医传统理论对处方进行分析，根据其功能、主治和药材的分量，按君、臣、佐、使对各味中药排序；其次，对处方中各药材做资料检索，查阅处方中的每味药材有没有国家或地方标准、各药材的主要成分是什么以及前人是否进行过鉴别和含量测定方法的摸索等；再次，确定进行鉴别和含量测定的药材及成分，进行鉴别和含量测定方法学研究，最后进行常规检查，一般包括重金属、砷盐等，并结合不同剂型在药典附录通则中各项检查，如重量差异、均匀度、崩解度、溶散时限等检查。

二、五加参蛤蚧精的质量标准草案起草说明

（一）品种制订及修订的历史沿革

五加参蛤蚧精的质量标准最初收载于吉林省卫生厅颁布的标准中，即吉卫药发〔83〕5号，后被收载于《卫生部药品标准》中药成方制剂第二册，并对处方量、制法及性状进行了修订。

（二）名称

五加参蛤蚧精无更名情况，但该名称含有"精"字，不符合药品命名原则。根据

国家药典委员会颁布的《标准提高若干技术问题与要求》及《药品命名原则》，建议该药品更名为"五加参蛤蚧口服液"或"复方刺五加口服液"，该草案暂时仍采用"五加参蛤蚧精"。

（三）处方

在由吉卫药发［83］5 号文所附标准提升到《卫生部药品标准》中药成方制剂第二册过程中，将原标准处方缩小 100 倍，原处方中蛤蚧以"对"为单位入药改为以"g"为单位入药。原标准处方中人参未量化，在《卫生部药品标准》中药成方制剂第二册处方中对人参进行了量化。经对比，《卫生部药品标准》中药成方制剂第二册中的处方较吉卫药发［83］5 号文所附标准中的处方更为合理。因此，该草案采用了正文所述处方。

（四）制法

在由吉卫药发［83］5 号文所附标准提升到《卫生部药品标准》中药成方制剂第二册过程中，制法上也有较大的改变。

（1）《卫生部药品标准》中药成方制剂第二册中，删去吉卫药发［83］5 号文所附标准中蛤蚧的提取方法中"将滤除的蛤蚧加稀醇浸泡 7 天后转入下批"。

（2）肉苁蓉由原标准中稀醇提取后醇沉改为水提取后醇沉。

（3）增加了人参糖浆的制法。

从上述 3 点改变来看，《卫生部药品标准》中药成方制剂第二册中的制法较吉卫药发［83］5 号文所附标准的制法更科学、合理并具有可操作性。此标准在制法上基本遵循《卫生部药品标准》中药成方制剂第二册中的制法，不同的是该标准根据要求及生产厂家所提供的信息，规范了香精的品种名称及用量。

（五）性状

根据所提供 13 批样品的性状检验，确定本品为棕黄色至深棕色的澄明液体；气香，味甜、微苦。

（六）鉴别

1.正文中的［鉴别］（1）为方中刺五加的薄层色谱鉴别　刺五加为五加科植物刺五加的干燥根及根茎或茎，主要含刺五加苷 A（胡萝卜苷，eleutheroside A），刺五加苷 B（紫丁香酚的 β–葡萄糖苷），刺五加苷 B1（7-羟基 –6，8–二甲氧基香豆素精的 α–D–葡萄糖苷），刺五加苷 C（乙基 –α–D–半乳糖苷），刺五加苷 F、G、I、L、K、M，其中苷 I、L、K、M 系三萜皂苷糖类、脂肪酸及醌类、维生素类等。本实验参考《中国药典》2005版一部刺五加项下［鉴别］（2）的方法，取本品10ml，置分液漏斗中，用三氯甲烷提取2次，每次20ml，合并三氯甲烷液，蒸干，残渣加甲醇1ml使其溶解，作为供试品溶液；另取异嗪皮啶对照品，加甲醇制成每1ml含1mg异嗪皮啶的溶液，作为对照品溶液；再取除刺五加外的全部样品成分，同法制成阴性对照品溶液。照薄层色谱法（《中国药典》2005版一部附录）进行实验，吸取上述3种溶液各5μl，分别点于同一硅胶G薄层板上，以三氯甲烷—甲醇（19∶1）为展开剂，展开，取出，晾干，置紫外灯（365nm）下检视。供试品色谱中，在与对照品色谱相应的位置上，应显相同颜色的荧光斑点。阴性对照无干扰，故列入正文。

2. 正文中的［鉴别］（2）为方中肉苁蓉的薄层色谱鉴别　肉苁蓉为列当科植物肉苁蓉或管花肉苁蓉的干燥、带鳞叶的肉质茎，主要含生物碱和多种环烯醚萜类化合物，有肉苁蓉素（cistamin），肉苁蓉氯素（cistachlorine）及肉苁蓉苷（cistanosides）A、B、C、D、E、F、G，并含D-甘露糖、β-谷甾醇、琥珀酸、β-谷甾醇葡萄糖苷等。本实验参考《中国药典》2005版一部肉苁蓉项下的［鉴别］方法，取本品10 ml，加水饱和正丁醇振摇、提取2次，每次10ml，合并正丁醇液，蒸干，残渣加甲醇1ml使其溶解，作为供试品溶液；另取松果菊苷、毛蕊花糖苷对照品，加甲醇制成每1ml含两种对照品各1mg的混合溶液，作为对照品溶液；再取除肉苁蓉外的全部样品成分，同法制成阴性对照品溶液。照薄层色谱法（《中国药典》2005版一部）进行实验，吸取上述3种溶液各2μl，分别点于同一聚酰胺薄膜上（5cm×7cm），以甲醇—醋酸—水（2∶1∶7）为展开剂，展开，取出，晾干。置紫外灯（365nm）下检视。供试品色谱中，在与对照品色谱相应的位置上，应显相同颜色的荧光斑点。阴性对照无干扰，故列入正文。

（七）检查

应符合《中国药典》2005版一部附录合剂项下的各项有关规定。

1. pH测定　取13批样品，每批随机取5支，混匀，照pH测定法（《中国药典》2005版一部附录）测定，结果见表5-1。

表5-1　13批样品pH检查结果

厂家	批号	pH（1）	pH（2）	平均值
厂家A	20060401	4.29	4.28	4.3
厂家A	20060402	4.28	4.28	4.3
厂家A	20060403	4.28	4.27	4.3
厂家B	20060401	4.03	4.05	4.0
厂家B	20060402	4.12	4.13	4.1
厂家B	20060403	4.12	4.12	4.1

厂家	批号	pH（1）	pH（2）	平均值
厂家 C	060401	4.86	4.85	4.9
厂家 D	031201	5.09	5.08	5.1
厂家 D	031202	5.28	5.26	5.3
厂家 D	031203	5.26	5.26	5.3
厂家 E	2006003	4.21	4.23	4.2
厂家 E	2006006	4.12	4.12	4.1
厂家 E	2006010	4.01	4.03	4.0

上述 13 批样品 pH 测定结果中，有 10 批样品的 pH 在原标准规定的范围内，有 3 批样品的 pH 超上限。超上限的样品来自厂家 D（批号为 031201、031202、031203），有效期至 2005 年 11 月。由于该 3 批样品已超过有效期，对 pH 测定结果可能会有影响，因此，pH 的检测范围仍按原标准执行，即应为 4.0~5.0。

2. 相对密度　取 13 批样品，每批随机取 10 支，照相对密度测定法（《中国药典》2005 版一部附录Ⅶ A 比重瓶法检查，结果见表 5-2。

表 5-2　13 批样品相对密度检查结果

厂家	批号	pH（1）	pH（2）	平均值
厂家 A	20060401	1.073	1.071	1.07
厂家 A	20060402	1.074	1.073	1.07
厂家 A	20060403	1.071	1.072	1.07
厂家 B	20060401	1.104	1.106	1.10
厂家 B	20060402	1.106	1.106	1.11
厂家 B	20060403	1.106	1.105	1.11
厂家 C	060401	1.107	1.107	1.11
厂家 D	031201	1.108	1.107	1.11
厂家 D	031202	1.106	1.106	1.11
厂家 D	031203	1.105	1.107	1.11
厂家 E	2006003	1.103	1.103	1.10
厂家 E	2006006	1.110	1.110	1.11
厂家 E	2006010	1.108	1.109	1.11

根据上述 13 批样品相对密度的检验结果，暂定本品相对密度应为 1.05~1.15。

3. 装量差异　取 13 批样品，每批随机取 5 支，按《中国药典》2005 版一部附录Ⅰ L 检查装量差异，13 批样品装量差异结果见表 5-3。

表 5-3　13 批中试样品装量差异检查结果

厂家	批号	装量/ml					标示装量
		1	2	3	4	5	
厂家 A	20060401	10.2	10.5	10.1	10.3	10.2	10
厂家 A	20060402	10.8	10.6	10.7	10.3	10.5	10
厂家 A	20060403	10.8	11.0	10.3	10.5	10.6	10
厂家 B	20060401	11.0	10.0	10.6	10.3	10.5	10
厂家 B	20060402	10.5	10.3	10.7	10.3	10.6	10
厂家 B	20060403	10.6	10.8	10.5	10.2	10.3	10
厂家 C	060401	10.8	10.3	10.5	10.2	10.2	10
厂家 D	031201	10.9	10.7	10.6	10.3	10.5	10
厂家 D	031202	10.3	10.3	10.6	10.5	10.2	10
厂家 D	031203	10.6	10.3	10.1	10.1	10.3	10
厂家 E	2006003	10.3	10.5	10.6	10.6	10.8	10
厂家 E	2006006	10.8	10.5	10.3	10.2	10.2	10
厂家 E	2006010	10.7	10.5	10.3	10.6	10.0	10

13 批样品装量差异均符合规定。

4. 重金属　精密吸取 13 批样品各 1ml，置坩埚中，蒸干，再缓缓炽灼使完全灰化，放冷，照重金属检查法（《中国药典》2005 版一部附录Ⅸ E）检查，检查结果见表 5-4。经检查 13 批样品，重金属含量均小于百万分之十，因此，本项检查未列入正文。

表 5-4　13 批样品重金属检查结果

厂家	批号	标准铅溶液加入量 /ml（浓度 10μg/ml）	样品溶液颜色
厂家 A	20060401	1	浅于标准管溶液颜色
厂家 A	20060402	1	浅于标准管溶液颜色
厂家 A	20060403	1	浅于标准管溶液颜色
厂家 B	20060401	1	浅于标准管溶液颜色
厂家 B	20060402	1	浅于标准管溶液颜色
厂家 B	20060403	1	浅于标准管溶液颜色
厂家 C	060401	1	浅于标准管溶液颜色
厂家 D	031201	1	浅于标准管溶液颜色
厂家 D	031202	1	浅于标准管溶液颜色
厂家 D	031203	1	浅于标准管溶液颜色
厂家 E	2006003	1	浅于标准管溶液颜色
厂家 E	2006006	1	浅于标准管溶液颜色
厂家 E	2006010	1	浅于标准管溶液颜色

5. 砷盐　精密吸取 13 批样品各 1ml，置坩埚中，蒸干，在 500~600℃炽灼使完全灰化，放冷，加盐酸 5ml 与水 21ml 使其溶解，依法检查（《中国药典》2005 版一部附录Ⅸ F 第一法），检查结果见表 5-5。经检查，13 批样品含砷量均小于百万分之二，因此，本项检查未列入正文。

表 5-5　13 批样品重金属检查结果

厂家	批号	标准砷溶液加入量 /ml（浓度 1μg/ml）	样品含砷斑量
厂家 A	20060401	2	小于百万分之二
厂家 A	20060402	2	小于百万分之二
厂家 A	20060403	2	小于百万分之二
厂家 B	20060401	2	小于百万分之二
厂家 B	20060402	2	小于百万分之二
厂家 B	20060403	2	小于百万分之二
厂家 C	060401	2	小于百万分之二
厂家 D	031201	2	小于百万分之二
厂家 D	031202	2	小于百万分之二
厂家 D	031203	2	小于百万分之二
厂家 E	2006003	2	小于百万分之二
厂家 E	2006006	2	小于百万分之二
厂家 E	2006010	2	小于百万分之二

（八）含量测定

刺五加为方中主药，来源于五加科植物刺五加的干燥根及根茎或茎，主要含刺五加苷 A（胡萝卜苷，eleutheroside A），刺五加苷 B（紫丁香酚的 β–葡萄糖苷），刺五加苷 B1（7-羟基 -6，8- 二甲氧基香豆素精的 α–D- 葡萄糖苷），刺五加苷 C（乙基 –α–D- 半乳糖苷），刺五加苷 D、E（紫丁香树脂酚 β–D- 葡萄糖苷的两种不同构型），刺五加苷 F、G、I、L、K、M，其中苷 I、L、K、M 系三萜皂苷糖类、脂肪酸及醌类、维生素类等，具有益气健脾、补肾安神的功能。用于脾肾阳虚、体虚乏力、食欲不振、腰膝酸痛、失眠多梦等症，与本品的功能主治有密切的关系。因此，本草案参照《中国药典》2005 版一部刺五加项下的含量测定方法，采用反相高效液相色谱法测定刺五加中紫丁香苷的含量，以紫丁香苷为指标性成分，控制本制剂的内在质量，具有合理性、易于操作、结果准确、重现性良好等优点。

1. 方法

（1）仪器与试剂。

1）仪器。日本岛津 LC-2010AHT 高效液相色谱仪。

2）试剂。紫丁香苷对照品（由中国食品药品检定研究院提供）；批号：111574-200201；规格：供含量测定用。甲醇为色谱纯，水为纯化水，其他试剂均为分析纯。

（2）色谱条件。色谱柱：依利特 C_{18} 色谱柱（4.6mm×250mm×5μm）；流动相：甲醇-水（17∶83）；流速：0.8ml/min；柱温：20℃；检测波长：257nm。理论塔板数按紫丁香苷峰计算应不低于3000。

（3）对照品溶液的制备。精密称取紫丁香苷对照品适量，加甲醇制成每1ml含20μg的溶液，即得。

（4）供试品溶液的制备。精密吸取本品5ml，置10ml容量瓶中，加甲醇稀释至刻度，摇匀，即得。

2. 方法学考察

（1）系统适用性试验。

1）柱的选择及柱效的考察。色谱条件如下：以十八烷基硅烷键合硅胶为填充剂，以甲醇-水（17∶83）为流动相，检测波长为257nm，柱温20℃。考察了依利特 C_{18}（4.6mm×200mm×5μm）、迪马 C_{18}（4.6mm×250mm×5μm）和 kromasil C_{18}（4.6mm×250mm×5μm）色谱柱，结果见表5-6。

表3-6　理论板数表

柱种类	依利特	迪马	kromasil
理论板数	6562	8025	3136

根据上述3种色谱柱的检测结果，确定本品理论塔板数按紫丁香苷峰计算应不低于3000。

2）测定波长的选择。取紫丁香苷对照品的甲醇溶液，经 UV-260 紫外分光光度计在200nm~400nm范围内测定紫丁香苷在257nm波长处，有最大吸收，故选择257nm为本实验的测定波长。

3）流动相的选择。参照有关资料，对甲醇-水（20∶80）、甲醇-水（19∶81）、甲醇-水（18∶82）、甲醇-水（17∶83）进行优化试验，以甲醇-水（17∶83）为流动相分离效果较好，保留时间适度，因此，将其确定为本法的流动相。

（2）提取方法的考察。研究对两种提取方法分别进行考察。

1）精密吸取本品5ml，置 D101 大孔吸附树脂柱（内径1.5cm，长15cm）上，以甲醇100ml洗脱，收集洗脱液，蒸干，残渣加甲醇转移至10ml量瓶中，加甲醇稀释至刻度，摇匀，即得。结果测得的紫丁香苷含量较低，故未采用。

2）精密吸取本品5ml，置10ml容量瓶中，加甲醇稀释至刻度，摇匀，即得。结果见表 5-7。

表 5-7　提取方法表

提取方法	提取方法①	提取方法②
紫丁香苷含量	0.318mg/支	0.417mg/支

因此我们采用正文所述的供试品溶液的制备方法。

（3）阴性对照试验。为进一步考察试验的合理性，取不含刺五加的阴性对照样品。依正文所述方法进行测定。结果，阴性样品色谱在与紫丁香苷峰相应的保留时间附近无干扰峰检出，从而证明本方法是合理可行的。

（4）标准曲线制备。精密称取紫丁香苷对照品适量加甲醇制成每 1ml 含 21.18μg 的溶液，分别精密吸取 1，3，5，7，9μl 测定，以对照品进样量为横坐标，以峰面积为纵坐标，绘制标准曲线计算回归方程，数据见表 5-8，结果表明紫丁香苷在 0.0212~0.1906μg 范围内，呈线性关系，符合外标法定量测定的要求。

表 5-8　标准曲线数据

进样量	1μl	3μl	5μl	7μl	9μl
进样量/μg	0.02118	0.06354	0.10590	0.14826	0.19062
峰面积值	55211	175415	290977	406187	544616
回归方程	Y=2761053x−1914 (r=1.0000)				

（5）精密度实验。精密吸取对照品溶液 5μl，注入液相色谱仪，重复 5 次，测定其色谱峰面积，数据见表 5-9。

表 5-9　精密度实验结果

进样量	5μl	5μl	5μl	5μl	5μl
峰面积	290806	290856	291375	291338	291537
RSD/%			0.11%		

结果表明所用仪器具良好的精密性。

（6）稳定性试验。取供试品溶液，按正文色谱条件测定，结果见表 5-10。

表 5-10　稳定性试验结果

时间	0h	2h	4h	8h	12h
峰面积	288378	285532	285229	283236	282096
RSD/%			0.85%		

结果表明，12 小时内供试品溶液中紫丁香苷的含量基本稳定。

（7）重复性实验。取同一供试品，依正文方法独立测定 5 次，结果见表 5-11。

表 5-11　重复性实验结果

No.	测定值/（mg/支）	平均值/（mg/支）	RSD/%
1	0.413		
2	0.418		
3	0.419	0.42	0.95
4	0.421		
5	0.424		
6	0.423		

结果表明，本法具良好的重复性。

（8）回收率实验。精密吸取已知含量的供试品（厂家 C 060401，含量为 0.42mg/支）5 份，分别精密加入对照品溶液（0.0706mg/ml）2ml，依法测定，计算回收率，结果见表 5-12。

表 5-12　回收率实验结果

No.	取样量/ml	样品含量/mg	加标量/mg	测得量/mg	回收率/%
1	5	0.208	0.1412	0.3493	98.68
2	5	0.208	0.1412	0.3498	99.04
3	5	0.208	0.1412	0.3499	99.06
4	5	0.208	0.1412	0.3494	98.69
5	5	0.208	0.1412	0.3505	99.50
6	5	0.208	0.1412	0.3496	98.88

如表 5-12 所示，测得的平均回收率为 98.98%，RSD 为 0.31%。结果表明，本法回收率和准确度较高。

3. 样品测定结果及限度　依正文方法测定 13 批样品，结果见表 5-13。

表 5-13　13 批样品中紫丁香苷含量测定结果

厂家	批号	含量/（mg/支）
厂家 A	20060401	0.078
厂家 A	20060402	0.075
厂家 A	20060403	0.078
厂家 B	20060401	0.048
厂家 B	20060402	0.050
厂家 B	20060403	0.051

续表

厂家	批号	含量/（mg/支）
厂家 C	060401	0.420
厂家 D	031201	0.122
厂家 D	031202	0.124
厂家 D	031203	0.122
厂家 E	2006003	0.053
厂家 E	2006006	0.056
厂家 E	2006010	0.046

13批样品含量测定结果如表5-13所示。由于原标准中无刺五加的含量测定指标，导致各厂家样品的紫丁香苷含量差异较大。根据《中国药典》2005版一部刺五加的含量测定限度和该处方中刺五加的量，本品每支紫丁香苷含量不得少于0.65mg，而上述测定结果中最高含量为0.420mg/支，比较切合实际。因此，暂定本品每支含刺五加以紫丁香苷（$C_{17}H_{24}O_9$）计不得少于0.20mg。

4. 原料药材的测定　按照《中国药典》2005版一部刺五加项下方法对厂家 E 提供的刺五加药材进行测定，紫丁香苷含量为0.055%，符合规定。

【思考题】

1. 制定质量标准的前提是什么？
2. 简述中药制剂质量标准的主要内容。

参考文献

[1] 国家药典委员会.中华人民共和国药典.2015 版.北京:中国医药科技出版社,2015.

[2] 中国药品生物制品检定所.中国药品检验标准操作规范.2010 版.北京:中国医药科技出版社,2010.

[3] 张虹,苏勤.药品质量检测技术综合实验教程.北京:化学工业出版社,2013.

[4] 郑汉成,蔡少青.药用植物学与生药学.4 版.北京:人民卫生出版社,2004:393.

[5] 邓如伟,冉兰,李颖,等.杞菊地黄颗粒中六味药材的薄层色谱鉴别.华西药学杂志,2005,20(3):264.

[6] 孟楣,高家荣,魏良兵.薄层色谱法鉴别枸杞子的实验研究.中国药事,2007,21(11):912.

[7] 中国兽药典委员会.中华人民共和国兽药典.北京:中国农业出版社,2005.

[8] 宋涛.六味地黄生物制剂冻干粉制备工艺及质量标准研究.广东:广东药科大学,2010.

[9] 姜建萍,曹音,李建芳.六味地黄丸含量测定方法研究进展.中医药导报,2010,16(6):136-138.

[10] 饶伟文.六味地黄丸与道地药材.中医杂志,2007,48(2):189-190.

[11] 车庆明,薛彬彬,陈颖.高效液相色谱法测定双黄连制剂中黄芩苷和黄芩素的含量.中国医院药学杂志,2007,27(2):211-212.

[12] 中华人民共和国国家质量监督检验检疫总局,中国国家标准化管理委员会.中华人民共和国国家标准 GB/T 21911-2008.北京:中国标准出版社,2008.

[13] 卓菊,宋金玉.中药制剂检测技术.北京:中国医药科技出版社,2013:130-136,157-159.

[14] 黄泽元.食品分析实验.郑州:郑州大学出版社,2013:26-29.

[15] 李发美.分析化学.6 版.北京:人民卫生出版社,2010:154-158.

[16] 华中师范大学,等.分析化学实验.3 版.北京:高等教育出版社,2004:29-37.

[17] 张玉萍.中药质量检测技术.北京:中国中医药出版社,2006.

[18] 梁延寿.中药制剂检测技术.北京:人民卫生出版社,2013.

附录

国际原子量表（$^{12}C=12.00$）

原子序号	符号	名称	相对原子质量	原子序号	符号	名称	相对原子质量	原子序号	符号	名称	相对原子质量
1	H	hydrogen	1.00794 (7)	39	Y	yttrium	88.90585 (2)	76	Os	osmium	190.23 (3)
2	He	helium	4.002602 (2)	40	Zr	zirconium	91.224 (2)	77	Ir	iridium	192.217 (3)
3	Li	lithium	[6.941 (2)]	41	Nb	niobium	92.90638 (2)	78	Pt	platinum	195.078 (2)
4	Be	beryllium	9.012182 (3)	42	Mo	molybdenum	95.94 (1)	79	Au	gold	196.96655 (2)
5	B	boron	10.811 (7)	43	Tc	technetium	[98]	80	Hg	mercury	200.59 (2)
6	C	carbon	12.0107 (8)	44	Ru	ruthenium	101.07 (2)	81	Tl	thallium	204.3833 (2)
7	N	nitrogen	14.00674 (7)	45	Rh	rhodium	102.9055 (2)	82	Pb	lead	207.2 (1)
8	O	oxygen	15.9994 (3)	46	Pd	palladium	106.42 (1)	83	Bi	bismuth	208.98038 (2)
9	F	fluorine	18.9984032 (5)	47	Ag	silver	107.8682 (2)	84	Po	polonium	[210]
10	Ne	neon	20.1797 (6)	48	Cd	cadmium	112.411 (8)	85	At	astatine	[210]
11	Na	sodium	22.98977 (2)	49	In	indium	114.818 (3)	86	Rn	radon	[222]
12	Mg	magnesium	24.305 (6)	50	Sn	tin	118.71 (7)	87	Fr	francium	[223]
13	Al	aluminium	26.981538 (2)	51	Sb	antimony	121.76 (1)	88	Ra	radium	[226]
14	Si	silicon	28.0855 (3)	52	Te	tellurium	127.6 (3)	89	Ac	actinium	[227]
15	P	phosphorus	30.973762 (4)	53	I	iodine	126.90447 (3)	90	Th	thorium	232.0381 (1)
16	S	sulphur	32.066 (6)	54	Xe	xenon	131.29 (2)	91	Pa	protactinium	231.03588 (2)
17	Cl	chlorine	35.4527 (9)	55	Cs	caesium	132.90545 (2)	92	U	uranium	238.0289 (1)
18	Ar	argon	39.948 (1)	56	Ba	barium	137.327 (7)	93	Np	neptunium	[237]
19	K	potassium	39.0983 (1)	57	La	lanthanum	138.9055 (2)	94	Pu	plutonium	[244]
20	Ca	calcium	40.078 (4)	58	Ce	cerium	140.116 (1)	95	Am	americium	[243]
21	Sc	scandium	44.95591 (8)	59	Pr	praseodymium	140.90765 (2)	96	Cm	curium	[247]
22	Ti	titanium	47.867 (1)	60	Nd	neodymium	144.24 (3)	97	Bk	berkelium	[247]
23	V	vanadium	50.9415 (1)	61	Pm	promethium	[145]	98	Cf	californium	[251]
24	Cr	chromium	51.9961 (6)	62	Sm	samarium	150.36 (3)	99	Es	einsteinium	[252]
25	Mn	manganese	54.938049 (9)	63	Eu	europium	151.964 (1)	100	Fm	fermium	[257]
26	Fe	iron	55.845 (2)	64	Gd	gadolinium	157.25 (3)	101	Md	mendelevium	[258]
27	Co	cobalt	58.9332 (9)	65	Tb	terbium	158.92534 (2)	102	No	nobelium	[259]
28	Ni	nickel	58.6934 (2)	66	Dy	dysprosium	162.5 (3)	103	Lr	lawrencium	[262]
29	Cu	copper	63.546 (3)	67	Ho	holmium	164.93032 (2)	104	Rf	rutherfordium	[261]
30	Zn	zinc	65.39 (2)	68	Er	erbium	167.26 (3)	105	Db	dubnium	[262]
31	Ga	gallium	69.723 (1)	69	Tm	thulium	168.93421 (2)	106	Sg	seaborgium	[266]
32	Ge	germanium	72.61 (2)	70	Yb	ytterbium	173.04 (3)	107	Bh	bohrium	[264]
33	As	arsenic	74.9216 (2)	71	Lu	lutetium	174.967 (1)	108	Hs	hassium	[269]
34	Se	selenium	78.96 (3)	72	Hf	hafnium	178.49 (2)	109	Mt	meitnerium	[268]
35	Br	bromine	79.904 (1)	73	Ta	tantalum	180.9479 (1)	110	Ds	darmstadtium	[269]
36	Kr	krypton	83.8 (1)	74	W	tungsten	183.84 (1)	111	Rg	roentgenium	[272]
37	Rb	rubidium	85.4678 (3)	75	Re	rhenium	186.207 (1)	112	Uub	ununbium	[277]
38	Sr	strontium	87.62 (1)								

注：（1）录自 2007 年国际原子量表。

（2）原子量末位数的准确度加注在其后括号内。

（3）中括号内的数字是半衰期最长的放射性同位素的质量数。